Docteur J. PIQUEMAL

Ancien Externe des Hôpitaux
Interne à l'Asile des Aliénés de Toulouse
Membre de la Société Anatomo-Clinique

I0041003

17
13

Considérations générales sur le Réflexe

De la Réflectivité tendineuse et cutanée

dans la Démence précoce

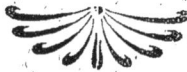

TOULOUSE

Ch. DIRION, LIBRAIRE-ÉDITEUR

22, rue de Metz et rue des Marchands, 33

—

1912

Docteur J. PIQUEMAL

Ancien Externe des Hôpitaux
Interne à l'Asile des Aliénés de Toulouse
Membre de la Société Anatomo-Clinique

Considérations générales sur le Réflexe

De la Réflectivité tendineuse et cutanée

dans la Démence précoce

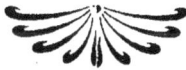

TOULOUSE

Ch. DIRION, LIBRAIRE-ÉDITEUR

22, rue de Metz et rue des Marchands, 33

—

1912

DU MEME AUTEUR :

Un cas de rupture du cœur.
(*Toulouse-Médical* 1910.)

Déformation cranienne double chez un dément sénile.
(*Toulouse-Médical* 1911.)

Un cas de chétivisme.
(*Toulouse-Médical* 1911.)

Un délire chez un épileptique.
(*Toulouse-Médical* 1911.)

Le délire mélancolique d'un rétréci uréthral.
(*Toulouse-Médical* 1912.)

A MON PRESIDENT DE THÈSE

MONSIEUR LE PROFESSEUR RÉMOND

Professeur de clinique des maladies mentales à la Faculté

Chevalier de la Légion d'Honneur

> Pour le grand honneur qu'il m'a fait
> en acceptant de présider ma thèse inau-
> gurale. Je n'oublierai jamais qu'il m'a
> accueilli spontanément dans son labora-
> toire avec cette bienveillance aimable
> qu'il sait parer du charme de son sou-
> rire. Il a été pour moi le maître excel-
> lent, le conseiller précieux de certai-
> nes heures difficiles. Qu'il me permette
> de l'en remercier ici, très sincèrement.

Il nous est particulièrement doux, au moment de quitter la Faculté, de jeter un regard en arrière, et de remercier à la première page de notre travail, ceux de nos maîtres que nous avons le mieux aimés. C'est avec une piété particulière que nous évoquons la mémoire de M. le Professeur Etienne Cestan dont nous avons pu suivre pendant deux années consécutives, l'enseignement clinique, si vivant, si instructif, qui se complétait heureusement de la prestigieuse habileté de l'opérateur parfait qu'était ce maître universellement regretté.

Nous avons pendant la durée de nos études médicales, fait des échappées nombreuses vers le service de M. le Professeur Rémond, où nous attiraient également, notre penchant pour la psychiatrie qu'il nous à appris à aimer, et le charme pénétrant de ces causeries sans apprêt, si fines et si pétillantes d'esprit, dans lesquelles se complait son intelligence primesautière. Nous avons vécu des heures exquises dans l'intimité paisible de son laboratoire, dont s'il le veut bien, nous saurons ne pas oublier le chemin.

Nous tenons à adresser ici nos remerciements à Monsieur le Professeur Rispal dont nous avons été l'externe, et dans le selrvice duquel nous avons puisé de

précieuses acquisitions médicales, le meilleur peut-être
de ce que nous savons en clinique interne.

Nous avons également à cœur de manifester notre reconnaissance à Monsieur le Professeur agrégé Baylac,
dont nous fûmes aussi l'externe, et dont nous avons
pu, à ce titre, recueillir bon nombre de leçons cliniques qui nous ont été, dans la préparation de nos
examens, d'un précieux secours.

Nous devons beaucoup à Monsieur le Professeur
agrégé Raymond Cestan, à la sûre érudition duquel
nous n'avons jamais fait appel en vain, et qui nous a
ouvert, toutes grandes, les portes de la Société Anatomo-clinique dont il est l'âme.

Nous avons suivi avec fruit, pendant deux semestres,
les cours d'obstétrique de Monsieur le Professeur agrégé R. Garipuy, et nous avons eu, à plusieurs reprises,
à nous louer de sa particulière bienveillance. Qu'il re-
çoive ici nos remerciements.

Nous exprimons plus particulièrement notre grati-
tude à MM. les Professeurs Audebert, Cestan et Baylac
qui ont bien voulu nous faire l'honneur, dont nous
sentons très vivement le prix, d'être nos jurés pour la
soutenance de notre thèse.

Nous tenons aussi à dire toute notre reconnaissance
émue à nos maîtres dans les asiles, à Monsieur le docteur Malfilâtre, dont l'amitié nous est chère, à Monsieur le docteur Maurice Dide dont l'érudition psychiatrique et l'expérience clinique nous sont tous les jours
plus précieuses, à Monsieur le Docteur Pasturel dont

nous sommes plus particulièrement l'interne, qui est
pour nous le chef de service le plus délicatement bien-
veillant, et auquel nous resterons toujours attaché, à
Monsieur le Docteur Pezet, qui veut bien, avec ses col-
lègues de l'asile, concourir à notre éducation psychiatrique.

Nous avons été aidés, dans l'étude souvent difficile
de la Pathologie interne et de la Pathologie externe,
par MM. les Docteurs Laporte et Tourneux, chefs de
clinique à la Faculté et nous aimons leur rappeler ici
que nous ne les oublions pas.

Nous voudrions enfin marquer d'un mot notre atta-
chement à nos amis, en particulier à Monsieur le Docteur Sauvage, chef de clinique des maladies mentales,
à Mlle le Docteur Lévêque, notre excellente camarade
d'Internat, à M. Laurentie, interne des hôpitaux, si
obligeant, à nos camarades de la Faculté et des Asiles,
le Docteur Soula, Soury, (interne à l'Asile d'Auch,
Saint-Martin, Minvielle, internes des hôpitaux, Lauren-
tier, Guichot, Muquet, Mazarguil, Dunglas, Moura
dont les relations de tous les jours nous ont appris à
apprécier le commerce agréable et la solide amitié. Ils
ne m'en voudront pas de faire, parmi eux, une place à
part, à mon déjà très vieil ami Tapie, interne des hôpitaux ; cette amitié constante devient plus forte de jour
en jour, et c'est pour cela que nous n'avons pas vu,
sans émotion, dans un livre que nous lisions ensemble
un jour, et dont il se souvient bien, ce mot qui peint
sans doute notre affection : Non amici, fratres ; non
sanguine, corde !

INTRODUCTION

*Artem médicinam sola experientia fecit,
eamdem sola experientia perficiet.*
STORCK.

Hippocrate a dit que la médecine toute entière est dans l'observation. C'est dire que c'est seulement dans les hôpitaux, auprès des malades, et au milieu de tous les genres de douleurs qu'on peut apprendre la médecine. Effectivement, c'est là qu'on peut étudier la nature, épier ses mouvements, et la prendre pour ainsi dire sur le fait, en s'exerçant surtout à saisir l'occasion que l'antiquité a si fidèlement représentée avec quelques cheveux seulement sur la tête ; c'est dire, que c'est au lit du malade et sous la direction d'un maître attentif à animer les résultats de l'expérience, que celui qui se dévoue à l'étude difficile de la médecine, peut acquérir vraiment des connaissances utiles, à la faveur desquelles il parviendra à la longue à ouvrir et à fermer en quelque sorte à volonté, le grand livre de la nature, le plus instructif, le plus complet de tous.

L'expérience ne saurait nous révéler en quoi consiste l'action des causes, mais elle nous apprend à connaître et à suivre les effets et les résultats de ces causes, ainsi que l'ordre de succession des phénomènes entre eux,

et les lois auxquelles ils se montrent plus ou moins nécessairement soumis. D'ou il résulte, qu'expliquer un
phénomène, se réduit tout simplement à faire voir que
les faits qui le composent se présentent dans tel ou tel
ordre de succession, et qu'ils offrent ou non de grandes analogies avec d'autre faits qui sont plus familiers,
et sur la valeur desquels l'expérience ou la science ont
déja prononcé.

L'observation est la source d'une bonne théorie.
Mais pour bien arriver à établir cette dernière, il faut
avant tout savoir attendre, parce que l'expérience est
lente dans sa marche et difficile dans son application.
La théorie est quelquefois dangereuse ; il faut lui
donner l'appui de l'expérience et du raisonnement,
car l'expérience et le raisonnement sont unis par des
lens indissolubles, puisque sans raisonnement on ne
peut pas plus observer qu'on ne peut raisonner sans
observation : il faut savoir distinguer entre les faits
positifs et les faits douteux sous peine d'aboutir aux
plus grossières erreurs.

Le vrai praticien va des faits à la règle, tandis que
le systématique va de son principe générateur à ces
faits. C'est bien à lui que s'applique l'axiome de Pla-
ton et de Spinoza, que les faits reçoivent leur loi de la
pensée humaine. Ainsi quand Chirac disait : « Petite
vérole, tu as beau faire, je t'accoutumerai à la sai-
gnée ! » la règle pratique était trouvée, et il saignait
toujours..... Il est, pensons nous, infiniment plus ju-
dicieux et plus décent de n'envisager la théorie que

comme la représentation d'un ensemble de faits sage-
ment exposés et réduits aux principes.

J'apporte surtout des faits que j'ai modestement in-
terprétés. Je n'ai fait qu'un amas de fleurs diverses,
auquel, suivant le mot joli de Montaigne « j'ai fourni
du mien le filet à les lier..... »

Il est peut être un reproche qu'on m'adressera : celui
d'avoir mêlé à mon œuvre une infinité de choses, qui,
au premier abord, paraissent lui devoir être étrangères.
A cela je répondrai qu'il est bien difficile de marcher
au but sans le dépasser, surtout quand on s'avance
comme je le fais sur un terrain, sinon tout à fait neuf,
du moins difficile et encore peu exploré.

Je dirai surtout que le domaine de la psychiatrie est
infiniment vaste, qu'il embrasse tout, que notre science
étend son réseau sur toutes les connaissances humai-
nes et que par conséquent, il n'y a pas chez elle d'anneaux superflus, mais seulement des anneaux qui se
prêtent plus ou moins à la formation de la chaîne générale qui la constitue. Aussi bien, il y a déjà longtemps
que Malebranche avait posé comme un principe, qu'on
ne « peut guère toucher à l'homme, sans le remuer
tout entier ».

Plan du Travail

Nous avons divisé notre travail de la façon suivante :

CHAPITRE PREMIER

Du réflexe en général

I. — L'ORIGINE ET L'ÉVOLUTION DU RÉFLEXE.

> « Etre c'est lutter. Vivre c'est vaincre. »
> LE DANTEC.

Promethée ayant ravi à Zeus le feu du ciel, animait les statues d'argile. Mais l'audacieux Titan reste toujours enchaîné sur le rocher sauvage où le vautour de la légende ronge son foie sans cesse renaissant : (*Jecur semper renascens*). Les autres Titans sont anéantis, et le feu du ciel semble bien gardé. Nous connaissons jusque dans ses atomes la nature de l'argile grossière, mais nous ne possèderons plus jamais sans doute l'étincelle qui pourrait seule l'animer. Et sous les voûtes resplendissantes de nos temples les plus glorieux, les belles statues de bronze seront à travers les siècles éternellement figées dans le même sourire, et garderont le même regard vide, comme des choses mortes, parce qu'il leur manque ce feu divin. En effet, quand un être vivant se forme, il ne de peut qu'aux dépens d'une certaine quantité de

matière minérale, avec fixation d'énergie libre à l'é-
tat d'énergie potentielle.

Et la matière vivante qui doit ainsi, pour se constituer, lutter contre le principe de l'inertie, devra lutter
encore plus tard pour persister, pour se prolonger
en se reproduisant, contre le principe de la dégradation de la matière.

Les matériaux constitutifs de l'être vivant, les éléments minéraux, exception faite de l'oxygène et de
l'azote, gaz associés de l'air, n'existent pas à l'état de
liberté dans le milieu extérieur. Il faut donc que la
vie les prenne à des combinaisons inorganiques tom-
bées dans l'indifférence chimique, comme l'acide car-
bonique, l'eau, etc. Mais il faut tout d'abord que ces
combinaisons se dissocient, et cette dissociation néces-
site une consommation d'énergie. Il faut que ces combinaisons inorganiques s'associent ensuite de façon
nouvelle pour former des composés organisés ayant
emmagasiné au dedans d'eux-même une quantité définie d'énergie potentielle, leur permettant de lutter
contre le principe de la dégradation qui les sollicite
incessamment. Or, ces composés organisés, en raison
même de leur richesse en atomes et du peu d'affinité
que manifestent les uns pour les autres leurs éléments
constituants, sont des châteaux de cartes, des édiffices
fragiles que le moindre souffle pourra démolir. Ils
tendent à faire retour vers le milieu extérieur inerte,
sous forme de composés oxygénés, Ce n'est donc
qu'au prix d'une résistance constante au milieu exté-

rieur que la matière vivante peut continuer à subsister. « Etre c'est lutter et vivre, c'est vaincre ».

A cause précisément de cet antagonisme absolu, entre les principes qui régissent le monde extérieur inerte et la matière animée, on comprend que l'être vivant ne peut exister que s'il est en conflit avec le milieu extérieur. Mais selon la forte expression de Lamarck, « ce conflit indispensable est aussi périlleux » et à la lumière de cette pensée on peut arriver à concevoir et à définir l'évolution comme l'incessant effort de la vie à se délivrer de l'oppression de l'ambiance, le progrès évolutif comportant par suite à la fois comme sa condition et comme sa conséquence, l'indépendance de plus en plus marquée de l'être vis à vis du monde extérieur. Alors qu'au bas de l'échelle des choses vivantes on constate que les phénomènes physiologiques des êtres inférieurs ne sauraient s'affirmer plutôt vitaux que physico-chimiques, (car la vie n'attaque pas la lutte de front, mais biaise d'abord avec les phénomènes physiques), lorsqu'on arrive à l'homme, il semble bien que l'on trouve aboli l'antique assujettissement de l'esprit à la matière et la vie a vaincu ; cette victoire a été acquise par un concordat avec le milieu extérieur, un concordat que Virgile déjà avait compris et qu'il a admirablement défini :

Mens agitat molen, et magno se corpore miscet.

Vivre, c'est donc pour l'être vivant s'adapter ;

s'adapter pour les plus faibles et les moins compliqués des êtres, c'est se soumettre surtout aux forces extérieures, aux conditions de l'ambiance. Nous en trouvons des exemples° démonstratifs dans les phénomènes de vie ralentie que présentent les micro-organismes quand les facteurs physico-chimiques du milieu extérieur varient. Pour des êtres plus élevés, s'adapter ne consiste plus seulement à se soumettre, mais à répliquer automatiquement : tout le monde a vu la pudique sensitive et qui ne sait jusqu'à quel point elle jouit du caractère virginal ? Elle est si délicate que leplus léger attouchement suffit à la mettre en émoi ; elle est si impressionnable qu'elle se replie au moindre contact de la pluie ou du vent. Souffrantes ou étouffées dans des caveaux obscurs, d'autres plantes portent leur tige vers les soupiraux voisins comme pour y chercher l'air et la lumière.

Mais vivre ce n'est pas être seulement, c'est devenir aussi ; la vie touche à l'immortalité par la reproduction. Et la vie parce qu'elle est féconde, lutte au-delà d'elle-même contre la dégradation de la matière. La reproduction est un épisode de la lutte contre l'ambiance, contre le milieu inerte qui récupère tôt ou tard la matière de l'être vivant.

C'est à l'époque de leurs amours qu'il faut examiner les plantes pour se convaincre qu'elles ont réellement reçu, avec la vie, tout ce qu'il leur faut pour conserver et perpétuer l'espèce. A cette époque, délicieuse aussi pour elles, on voit des fleurs submergées, s'élever au-

dacieusement au dessus de l'eau comme pour se livrer
à l'acte solennel de la fécondation. Et si, dès lors, on
considère le nénuphar ou le volant d'eau, on assiste
bientôt à de tendres embrassements, et l'on voit des
étamines se pencher doucement sur les pistils qu'elles
couvrent en un instant de leur poussière fécondante. La
nivelle et la parnassie nous présentent également des
scènes très intéressantes ; on prétend même que les
stigmates de l'une et de l'autre se crispent, et semblent
éprouver les frémissements spasmodiques d'une
ivresse délicieuse, chaque fois qu'ils sont touchés par
les anthères amoureuses.

Chez les êtres les plus élevés l'adaptation devient
consciente et volontaire ; l'être vivant prend l'offensive.
Mais pour cela il faut qu'il se constitue un milieu isté-
rieur constant. Chez lui les myriades de cellules constitutives vivent, non seulement pour elles, mais pour
l'être tout entier. Et c'est ici qu'intervient le système
nerveux qui, d'une part, solidarise ces éléments innombrables ; il constitue et maintient, entre eux, une
fédération hiérarchisée ; d'autre part, il établit des cor-
respondances entre l'être vivant et le milieu qui l'entoure, de sorte que l'organisme, constamment averti
des changements extérieurs, peut s'y adapter.

C'est le système nerveux qui chez les animaux
dirige la lutte, assure l'adaptation en coordonnant les
efforts vitaux, leur faisant produire un rendement
utile au moment voulu. C'est lui qui commande le suc-
cès. La preuve en est que chez les animaux, à système

nerveux bien développé, parfaitement différencié, la vie indépendante de ce système est nulle, et cela explique pourquoi un membre sectionné est condamné à périr, au contraire de ce qui se passe chez l'hydre ou chez le polype qui ont un appareil nerveux très diffus. Cela explique encore le processus de la mort au cours duquel, alors que le système nerveux cesse de fonctionner, on constate des morts partielles, ce qui a permis de poser l'axiome déjà classique. « Les cellules de l'organisme vivent ensemble et meurent séparément ».

Il résulte des considérations précédentes que, biologiquement, l'être ne peut pas s'abstraire de son milieu. Il existe donc, obscure ou délicatement affinée, une propriété de la matière vivante assurant les relations de l'être avec l'ambiance : c'est la sensibilité. Diffuse, et faisant partie des propriétés générales de la cellule chez les êtres les plus simples, elle se différencie et s'affine par des gradations insensibles à travers la série des êtres vivants, jusqu'à se trouver assurée aux degrés supérieurs de l'échelle animale par un appareil défini, le système nerveux. La sensibilité, que nous préférions désigner pour le cas qui nous occupe, sous le vocable plus exclusivement biologique d'excitabilité, peut donc se définir comme la propriété de la matière vivante d'être avertie de l'action que les causes extérieures excercent sur elle, faculté inutile si elle n'était complétée par celle de réaction, tendant à favoriser l'action des unes et à repousser l'action des autres.

Nous arrivons donc à considérer la vie comme étant tout entière dans le mouvement ; ainsi partout où il y a du mouvement spontané, il y a vie, parce que vivre, c'est agir, c'est réagir, c'est changer. Et la loi des réactions apparaît, pour le biologiste, comme aussi positive que les lois de la gravitation et de la végétation le sont pour l'astronome et le naturaliste. La manifestation la plus élémentaire, la plus simple de cette loi, *c'est le réflexe*. « Etymologiquement, écrivent Morat et Doyon le mot réflexe signifie : « retour de l'excitation vers son lieu de départ en passant par ce que l'on appelle un centre ». Chez les êtres les moins différenciés, l'excitation se réfléchit sur place, se traduisant *in situ* par la réaction auquel elle donne le branle. A mesure que l'être croît en complexité et qu'intervient la loi de la division du travail, la fonction de réaction devient plus spécialisée et le centre de réflexion se différencie. Les végétaux eux-mêmes en offrent déjà la preuve. « L'étude de la faculté de courbure hydrotropique des racines révèle que les fonctions de perception et de réaction sont localisées sur des points différents de l'organisme : « La courbure a lieu à quelque distance du sommet de la racine qui ne se courbe pas elle-même : elle possède seulement la faculté de sentir, comme stimulus la *différence* de degré d'humidité de l'air ». J. Soury.

L'être vivant se différenciant de plus en plus, la loi de la division du travail s'affirmant plus impérieuse, nous arriverons à des degrés plus élevés à la consta-

iation d'appareils de réception du stimulus hautement
différenciés (organes des sens), sensibles à des exci-
tants spécifiques.

L'excitation enregistrée chemine alors vers un centre
qui la réfléchit pour qu'elle retourne, après avoir été
élaborée, vers le point d'excitation où s'ébauchera la
réaction consécutive. Et ainsi commence à se dessi-
ner un plan d'étude du réflexe qui, lorsqu'il est par-
venu à sa plus haute perfection, présente à considérer :
un élément de réception du stimulus, des voies con-
ductrices du stimulus réactionnel, l'appareil réactionnel lui-même. L'enregistrement de l'excitation, sa
réflexion dans un centre et l'impulsion consécutive sont
ici assurés par le système serveux et c'est pourquoi,
dans le langage ordinaire de la physiologie animale
et de la clinique, le reflexe prend l'allure d'un phénomène de transmission purement mécanique du mouvement. C'est de tous les actes nerveux systématiques,
le plus simple qu'on puisse considérer. Théoriquement
il réclame la participation des deux éléments nerveux
dont l'un transmet à l'autre l'excitation qu'il a reçue.
« Si par exemple, sur une grenouille on isole entre
deux sections le petit tronçon de moelle épinière qui
correspond à une paire nerveuse et qu'on excite le
nerf sensitif, directement ou par irritation de la peau,
les muscles auxquels se rend le nerf moteur répondent
par une contraction. L'excitation est, comme on dit,
réfléchie par la moelle épinière, de manière à retour-
ner près de son point de départ ». Morat et Doyon.

II. — Le réflexe et les Phénomènes de Conscience

« Le Monde psychique ne se passe
point du monde physico-chimique. »
Cl. BERNARD (Discours de réception à
l'Académie française).

Nous pensons avoir démontré que l'être vivant se
compose d'abord d'une trame organique, puis d'une
force qui anime cette organisation, qui soutient le jeu
des fonctions, qui le commence et qui le règle. Nous
pourrons donc légitimement, considérer dans l'individu, à côté de la matière qui le compose, la force
qui l'anime. Cette force active a préexisté à la formation de l'être ; elle préside à son développement, maintenant ainsi le principe de vie. Ainsi, cette force a une
fin, du point de vue de l'individu. Le réflexe, manifestation première de cette force, a donc aussi une fin,
et nous l'avons bien vu, puisque nous avons pu distinguer entre des phénomènes réflexes de conservation,
d'accroissement, de défense. La finalité des réflexes
nous permet-elle de préjuger de leur intelligence ?

Il ne le semble pas. En effet si l'amibe qui rétracte
ou émet des pseudopodes suivant les milieux et les
circonstances, ne produisait pas des réactions adap-
tées aux conditions de survie, l'amibe disparaîtrait.
Or comme un même complexus re réflectivité caractérise non seulement un individu, mais tout au moins
une espèce, on voit que l'espèce à réflexes inadptés,
sombrerait fatalement tout entière. En quelque sorte,

une espèce semblable est une espèce impossible dans
l'ordre de notre nature. Par conséquent, à l'origine
de l'espèce, à l'origine même de la vie, les seules réactions qui aient été fixées, les seules dont la cellule
ait pu se souvenir, les seules transmissibles par hérédité, parce que ce sont les seules qui aient été, puisque l'espèce existe, sont des réactions utiles, car sans
cela l'espèce aurait disparu « ainsi que cela doit être
arrivé, dit Soury dans d'innombrables expériences
instituées par la nature ». Du point de vue scientifique
tout au moins, la finalité du réflexe fait donc partie de
la notion de vie et n'implique pas l'existence d'un processus préalable de l'intelligence. En d'autres termes,
l'être vit parce qu'il a des réflexes adaptés. A-t-il
pour vivre, adapté ses réflexes ? Ceci du moins ne
découle pas nécessairement de la proposition précé-
dente ; nous touchons ici au problème de l'incon-
naissable et la question devient aussi métaphysique
c'est-à-dire aussi insoluble que celle, posée aux fina-
listes, de savoir si la nature a donné des côtes au
melon, précisément afin qu'il pût, plus aisément, être
mangé en famille. Scientifiquement nous pouvons
seulement dire que les réflexes sont utiles parce que
l'être vit ; leur finalité est plutôt apparente par conséquent et ne permet pas de préjuger de leur intelligence c'est-à-dire d'une compréhension préalable du
moi et de son devenir.

Est-ce à dire que le réflexe existe en dehors de la
conscience ? La question est grave car les réponses

qu'on peut lui faire entraînent des conséquences con-
sidérables. En effet, admettions que le réflexe s'accompagne de conscience. Comme le réflexe nous apparaît être la manifestation la plus élémentaire de
la vie, comme être c'est réagir, être sera aussi avoir
un état interne, et la conscience fera partie de la notion de vie. Admettons au contraire que le réflexe
se passe en dehors de la conscience : la conscience
n'apparaît plus à l'origine de la vie. Elle est un phénomène qui se surajoute. Il faut alors se demander
a quel moment, et sous quelles conditions.

La conscience, état interne, échappe aux sens extérieurs. Elle existe à des degrés infiniment nombreux
depuis la conscience nettement différenciée où le moi
trouve son expression jusqu'à la conscience obscure,
organique, qui caractérise la sensation ; sensation
égale ici perception simple d'une excitation. Cette
perception n'est que la représentation la plus élémentaire, la plus furgace qu'on puisse imaginer, mais
elle suppose un sens interne. Il nous faut donc nous
demander, si dans le réflexe, il y a perception de l'excitation qui le provoque. A priori, il est impossible
de résoudre *scientifiquement* cette question si grave,
si passionnante aussi, car la conscience est un phénomène que nous ne saisissons directement qu'en nous-
mêmes, et nous ne pouvons, à son sujet, que porter
des jugements subjectifs, et que raisonner par analogie. La plus claire manifestation de notre conscience
est de classer notre moi, en l'opposant au non moi,
c'est-à-dire à ce qui nous entoure. Par suite la ques-

tion de la conscience chez le « non moi », ne pourrait
scientifiquement se résoudre que par le principe de
l'identité. Mais le principe d'identité ne se réalise
jamais dans notre nature. Il n'est pas d'êtres identiques. Deux êtres comme deux choses, pour aussi
semblables et aussi près qu'ils soient, différeront toujours au moins par leur position dans l'espace. Ne
différeraient-ils que par cela, cela serait encore suffi-
sant pour que, le principe de l'identité nous échappant, nous fussions rejetés, dans nos inductions, en
dehors de la vérité scientifique. Il nous reste le principe de l'analogie qui nous permet d'arriver seulement à la croyance d'états de conscience plus ou
moins semblables aux nôtres, chez des êtres plus ou
moins semblables à nous par leurs caractères physiques, et surtout par les manifestations extérieures de
leur existence, c'est-à-dire par le mouvement. Or pour
nous, mouvement et sensibilité sont à tel point inséparables, il existe entre eux des rapports tellement définis que, l'un des deux termes, le mouvement, étant
objet de mesure, nous apprenons à juger les états
internes par les mouvements, et tout se passe donc
comme s'il y a avait entre les uns et les autres rela-
tion de cause à effet. C'est ainsi que nous apprenons à considérer chez nos semblables et chez les
animaux les plus voisins de l'homme, que des relations comme de cause à effet existent aussi entre la
sensibilité que nous leur accordons, et le mouvement
qui se révèle à nos sens. L'analogie nous incline à

penser que pour eux, comme cela est pour nous, l'excitation, soit interne, soit externe, le stimulus, est seulement la cause occasionnelle de la réaction, la cause efficiente étant la perception du stimulus, c'est-à-dire la sensation. Et ce que nous admettons pour l'homme et les animaux supérieurs, au nom de l'analogie, la raison nous force à l'admettre pour les animaux plus simples, pour l'être vivant en général, car sans cela la vie aurait deux essences. Et quel moyen avons nous de marquer, dans la série des êtres la limite des états de conscience ? Une telle limitation serait arbitraire, et ne saurait se réclamer que d'arguments métaphysiques, c'est-à-dire d'arguments précaires. En dernière analyse nous sommes bien obligés d'admettre qu'il en est de même, complexité à part, des procédés essentiels de la vie chez l'animal compliqué et chez l'être unicellulaire. Du point de vue objectif, le mécanisme de la réaction chez l'un a les mêmes caractères primordiaux que le mécanisme de la réaction chez l'autre. Et personne n'a encore trouvé de caractère différentiel entre le réflexe qui serait psychique et celui qui ne le serait pas. Si donc nous accordons la sensation à l'homme, au nom de quoi la refuserons-nous à l'amibe ; si nous la refusons à l'amibe, au nom de quoi l'accorderons-nous à l'homme ?

Sans doute notre orgueil immense a fait naître des plaidoyers éloquents pour essayer de démontrer que le sentiment est propre à l'homme, ou tout au moins aux animaux supérieurs. L'éloquence même de ces plaidoyers est un indice de leur faiblesse ; la mathématique n'a jamais su être éloquente ; l'éloquence est un procédé passionnel et de persuasion, et l'on n'est éloquent que lorsqu'on n'est pas bien sûr. Attribuer des états de conscience à des catégories définies d'êtres, serait caractériser objectivement la conscience, limiter son domaine, par conséquent la définir, et cela serait illogique, car on ne définit pas un état interne. Ce serait d'ailleurs aller à l'encontre du principe de causalité fondé sur la probabilité que les choses semblables ont des causes semblables, et notre esprit ne sait pas raisonner en dehors du principe de causalité. *Natura non agit saltatim*, disait Leibnitz, c'est pourquoi nous ne savons pas voir de différence entre les réactions de l'amibe et celles de l'être supérieur. Leurs causes sont donc semblables et pour l'un, comme pour l'autre, mouvement implique sensibilité. C'est pourquoi, irritabilité, excitabilité sont synonymes de sensibilité, c'est pourquoi le substratum anatomique différencié du réflexe, l'arc réflexe, sera un élément sensitivo-moteur, c'est pourquoi le réflexe est un acte psychique.

Ainsi donc rien ne nous autorise à refuser à l'être le plus simple un degré faible, mais positif de sensibilité. Nous avons au contraire de fortes raisons de tendance à le lui accorder. Or l'être le plus simple, étant l'être unicellulaire, autant dire que la cellule elle même, le protoplasma, d'où dérive tout individu, possède sa sensibilité. C'est dans ce sens qu'on peut accorder une âme aux choses, un état interne qui commande à la réaction biologique, qui lui donne le branle (*impetum faciens*). Et il est assez curieux de constater que cette âme des choses que les poètes ont sentie, que Gœthe avait chantée chez les fleurs, c'est la froide analyse qui la leur a accordée, et non pas toujours la science spéculative qui pourtant comporte une part de rêve comme tous les processus d'induction. Les progrès incessants des sciences expérimentales permettent d'élargir le concept de vie, et ont presque comblé le fossé qui séparait la matière brute de la matière animée. Peut-être la nature apparemment inerte a-t-elle son existence, et ressort-elle par conséquent à des phénomènes de conscience ; il y a tout au moins une grande analogie entre la chimiotaxie et le chimiotropisme, entre certains phénomènes de fécondation et des phénomènes d'éclosion de cristaux comme on les observe dans des expériences de sursaturation. Peut-être un jour viendra-t-il où l'on supprimera aux atomes leurs crochets en leur concédant un état interne.

Ainsi le domaine de la conscience s'agrandit presque jusqu'à l'infini. En tout cas la conscience est partout dans la vie. Mais comme une chose ne peut pas à la fois, être et n'être pas, nous sommes forcés d'admettre que l'inconscient n'existent pas dans l'ordre des choses vivantes. Au nom des relations définies que notre expérience nous montre exister entre l'état inter-

ne et la réaction, nous coucevons que la sensibilité et
le mouvement suivront des variations et des réductions
parallèles ; c'est pour cela que l'infinie variété des
êtres qui constitue la longue échelle, où, par des degrés insensibles on passe de l'acte le plus complexe
au mouvement simple, nous fournira aussi les éléments de transition nous permettant de passer de la
conscience la plus haute, celle du moi, à la conscience
primaire, celle de la cellule. Si la conscience est une,
ses degrés dans la série des êtres sont inombrables,
et l'introspection nous montre qu'il en est de même au
dedans de nous. A ce point de vue l'univers est dans
l'homme : c'est ce qui fait notre grandeur ; c'est ce
qui rend possible une psychologie.

Nous ne pouvons donc pas admettre la possibilité
d'un inconscient dans notre propre individu puisque
nous la refusons à l'être en général. Il se produit,
cependant, à tout instant au dedans de nous, toute
une série de phénomènes réflexes d'ou résultent le jeu
des organes et les mouvements involontaires, dont le
moi semble n'être pas averti. Devrons-nous les considérer comme inconscients, comme apsychiques ?
Que non pas. Le moi n'est pas toute la conscience.
Il n'est qu'un cas particulier dans les phénomènes de
la conscience, qui nous permet de distinguer, et encore schématiquement, entre une conscience claire qui
oppose l'être à ce qui l'entoure, qui lui donne des sti-
muli des représentations différenciées au maximum,
et une conscience obscure qui n'analyse ni les formes

ni les mouvements. On peut dès lors concevoir que
ces processus réflexes correspondant à des variations
cenesthésiques constantes, constituent en quelque sorte le *tœdium vitœ* de l'existence organique, et que le
fait de leur incessante répétition, amenant à chaque
fois une exécution plus facile, plus spontanée, plus
automatique, ait pu, avec le temps, non seulement à
travers l'histoire de l'individu, mais de l'espèce, les
faire descendre au dessous de la représentation claire
de la conscience du moi. Ils étaient primitivement
conscients, ils le sont encore à un certain degré, puisqu'ils peuvent le redevenir nettement comme dans
certains troubles algides, et dans la rééducation des
mouvements volontaires, chez les ataxiques. Normalement ils sont situés dans un moindre conscient. C'est
l'inconscient des anciens critères, qui n'est qu'un inconscient apparent et relatif. Les sensations auxquelles
ils correspondent sont positives seulement pour la
cellule où ils sont élaborés. On arrive ainsi à la conception d'une conscience organique, en particulier
d'une conscience spinale. Or la psychologie nous
enseigne que la sensation laisse toujours un résidu.
Ainsi s'affirme la proposition de Renaut pour qui la
cellule nerveuse est une cellule qui souvient, ceci
s'appliquant à la cellule médullaire comme à la cellule
corticale. Par là s'amorce la possibilité d'une auto-
nomie fonctionnelle de la moelle et celle de l'existence
de ces réflexes d'automatism médullaire qui tiennent
une si large place dans les récentes conceptions neurologiques de Pierre Marie.

Cette hiérarchisation de la conscience a été mise en lumière dans un travail récent, par notre maître, M. professeur Rémond (1). Il dit que la conscience claire « appartient aux fonctions les plus récentes du système nerveux, rudimentaire pour ce qui est des organes médullaires ; faible et incertaine en ce qui concerne le domaine du mésocéphale ; elle n'acquiert le précision que dans ce qui se rattache aux opérations des centres nerveux supérieurs ».

M. Rémond pense aussi que l'habitude incessante des mêmes actes peut les faire, à la longue, descendre dans le moindre conscient. C'est pourquoi dit-il, « une opération intellectuelle déterminée n'est pas nécessairement une opération consciente (2) ; cette qualité ne résulte pour elle d'aucun des éléments à la fois nécessaires et suffisants pour qu'elle soit complète... Si les mêmes sensations, les mêmes associations d'idées, les mêmes impulsions motrices volontaires peuvent tantôt être conscientes, tantôt ne pas l'être, on pourra comprendre cette qualité de « conscients » comme quelque chose d'analogue à ce que serait sur une série d'objets et d'êtres, s'agitant dans l'ombre, une projection lumineuse. »

En parant des mots d'autrefois les idées nouvelles,

(1) A. Rémond (de Metz). Revue des Idées. N.° du 15 août 1912.
(2) M. Rémond veut parler ici de la conscience claire, qui a des représentations nettes. Il y a en somme des mécanismes intellectuels subconscients qui correspondent à la « végétation sourde de sentiments et de pensées » dont parle M. Bazaillas.

nous arrivons à formuler que le conscient et l'inconscient ne sont pas choses irréductibles. Ils constituent
les modalités différentes d'un même phénomène, et
c'est ce qui explique, qu'au dedans de nous, comme
au dehors de nous, il est impossible de tracer des
limites précises entre le conscient et l'inconscient.
Leurs domaines se fondent, et l'on passe de l'un à
l'autre, en suivant une zone à dégradations progressives.

Nous considérons donc que les phénomènes d'énergie vitale ne sont pas purement moteurs. Il n'y a pas
dans la vie, de motricité sans sensibilité, et c'est par
cela que le mouvement vital est autre chose que le
mouvement simple. Il possède une polarité, c'est-à-
dire un sens, et il est irréversible, au contraire du
mouvement que l'on étudie en mécanique, qui, lui est
réversible et susceptible par conséquent de posséder
indifféremment le signe (+) ou le (—). Nous nous
séparons donc de Bethe et des mécanistes pour qui le
mouvement vital est assimilable au mouvement d'une
horloge. Pour nous l'horloge fonctionne sans sentir
qu'elle fonctionne (1) parce qu'elle ne vit pas ; l'être
ne le peut pas, parce qu'il vit. Le mouvement vital
est toujours associé à de la sensibilité.

Mais pouvons nous admettre chez l'être, vivant, des

(1) Nous l'ignorons au fond, et cela ne constitue pas un dogme
intangible, mais dans l'état actuel de nos connaissances, nous pouvons continuer à l'admettre.

phénomènes de sensibilité pure ? Il ne le semble pas,
nous ne pourrions pas en tout cas les comprendre, à
partir du moment où nous avons fait rentrer la sensibilité et le mouvement dans le concept de vie, sous
peine d'admettre encore que la vie a deux essences.
Nous poserons donc en principe, du point de vue
scientifique, que les phénomènes de conscience s'ac-
compagnent de phénomènes sinon cinétiques, du
moins dynamiques, car le terme mouvement est pris
ici dans son sens le plus large, dans le sens d'évolution, de passage d'un état moins stable à un état plus
stable. C'est ce dynamisme qui se satisfait dans l'effort, et l'effort s'exercera sans cesse parce que notre
raison est relative et n'arrivera jamais à des formules
parfaites, donc absolument stables. Ainsi s'explique
que la sublime course au flambeau du poète latin sera
la course éternelle de l'humanité consciente à la
recherche de la vérité absolue qui fuit sans cesse, du
dogme intangible auquel nous n'atteindrons jamais.
Dans l'ordre du réel, nous ne connaitrons que des vérités partielles, des vérités d'un jour. C'est pour cela,
peut-être que nous trouvons si belles les paroles de
Renan (1) : « *Un immense fleuve d'oubli nous entraîne*
« *dans un gouffre sans nom. O abîme ! tu es le dieu*
« *unique ! Les larmes de tous les peuples sont de*
« *vraies larmes ; les rêves de tous les sages contien-*
« *nent une part de vérité. Les dieux passent comme*

(1) Renan. Prière sur l'Acropole.

« *les hommes, et il ne serait pas bon qu'ils fussent*
« *éternels. La foi qu'on a eue ne doit jamais être une*
« *chaîne : on est quitte envers elle quand on l'a soi-*
« *gneusement roulée dans le linceuil de pourpre où*
« *dorment les dieux morts.* »

Ainsi donc, s'il y a de l'état interne à la base du
mouvement vital, il a du mouvement dans les phénomènes internes. C'est par là que nous arrivons à la
conception d'un mécanisme de la conscience, et d'une
science de la psychologie. Mouvement et sensibilité sont des choses inséparables, à relations définies, car toutes les deux procèdent des concepts généraux de temps et d'espace, qui sont les invariants
totaux selon la formule de Poincaré. Nous pouvons
entrevoir ainsi la possibilité d'un équivalent moteur
de la sensibilité qui réaliserait le rêve bien connue de
Lavoisier consistant à :

« Evaluer ce qu'il y a de mécanique dans le tra-
« vail du philosophe qui réfléchit, de l'homme de
« lettres qui écrit, du musicien qui compose ; ces
« efforts considérés comme purement moraux, ont
« quelque chose de physique, de matériel, qui per-
« met, sous ce rapport, de les comparer à ce que fait
« l'homme de peine. » Cet équivalent sera peut'être
la vérité de demain ; il n'est pas impossible et M. La-
borde l'a ingénieusement indiqué : il constate qu'aux
temps préhistoriques, les hommes avaient une vie à
peu près uniquement automatique au point de vue

cérébral, tandis que leur développement musculaire était poussée au maximum.

Donc, à peu près toute leur énergie était extériorisée. Aux temps historiques au contraire, on assiste à une quasi dégénérescence du système musculaire, tandis que le système nerveux possède un développement plus considérable et que le travail intellectuel remplace le travail musculaire.

Pourquoi l'équivalence entre l'énergie reçue et lénergie transformée qui existait au début de l'apparition de l'espèce, n'existerait-elle plus maintenant? La science contemporaine semble confirmer cette vue ingénieuse, et par l'étude des phénomènes de tension superficielle et d'électro-capilarité, l'énergétique, à la suite de Lippmann et d'Arsonval, paraît déjà pouvoir s'appliquer au fonctionnement du neurone.

Quoiqu'il en soit, ce cousinage qui existe entre le mouvement et la sensibilité fait qu'on peut considérer que la fonction nerveuse est une, et le réflexe est à la base de cette fonction. Ainsi se réaliserait la prophétie de M. Girard : « Nous arriverons à la conception mécanique de l'Univers jusque dans les manifestations les plus complexes de la nature : la vie et la pensée. »

C'est parce que la fonction nerveuse est une, qu'entre la neurologie et la psychiatrie la limite est artificielle. Toutes les deux ont le même objet et s'il y a, selon la parole élégante du professeur Grasset, « des prêtres différents pour mieux assurer ce ministère

étendu. il faut se garder de croire qu'ils adressent,
dans des temples rivaux, un culte distinct à des dieux
ennemis. »

C'est au nom de cette union qui doit exister entre
la neuro-pathologie et la psychiatrie, union déjà
féconde, que nous avons jugé utile de dégager, la
signification psycliratrique de la réflectivité dans la
maladie mentale comme aujourd'hui sous le nom de
démence précoce.

CHAPITRE II

Les Réflexes en Clinique

---

§ 1. — Historique

Montaigne et Descartes avaient déjà aperçu le phénomène réflexe et l'avaient à peu près distingué.

Descartes apparaît même comme l'ancêtre de la théorie du rire et du pleurer spasmodiques « Quant aux autres mouvements extérieurs qui ne servent point à éviter le mal ou à suivre le bien, mais seulement à témoigner les passions, comme ceux en quoi consiste le rire et le pleurer, il ne se font que par occasion, et parce que les nerfs par où doivent entrer les esprits pour les causer, ont leur origine tout proche de ceux par où ils entrent pour causer les passions, ainsi que l'anatomie peut nous apprendre. » Descartes : L'Homme. — OEuvres IV.

Mais c'est le général Willis, le père de l'anatomie comparée, qui dans son grand livre Cerebri Anatome (1664), isole parfaitement le phénomène et lui donne le nom de réffexe. Pour lui la fonction physiologique des corps striés dérive de leur situation anatomique.

Ils sont placés comme des « internodes » entre le cerveau et les pédoncules de la moelle allongée ; c'est là qu'est perçue l'excitation ; c'est là que s'élaborent les impulsions primitives des mouvements locaux ; c'est là, par conséquent, qu'il place le siège du sensorium commun, du πρῶτον αισθητήριον d'Aristote L'image éveillée en ce centre peut « se réfléchir en mouvement en se propageant à la moelle » pour déclancher des impulsions motrices. Ainsi donc Willis décrit les réflexes ; « *spiritus abinde réflexi et versus appendices nervosum reflui.* »

Astruc reprend la notion et le terme de reflexe 1743.

Prochaska (1784) dans son livre *Commentatio de functionibus septematis nervosi*, cap. IV, expose les premières expérimentations sur le réflexe.

Il observe les mouvements de réponse de la grenouille décapitée dont on excite la peau ; ce centre moteur est la moelle qu'il appelle : *impressionum sensoriarium in motorias réflexio.* Il rapproche ensuite de ces faits les actes involontaires qu'on observe chez l'homme comme l'éternuement, la toux, le vomissement succédant à une impression sensorielle, et aussi les mouvements des membres succédant à des irritations de la peau pendant le sommeil, ou chez les apoplectiques.

Le Gallois (œuvres annotées par Pariset 1824) reproduit sans les avoir connues les expériences de Prochaska.

Lallemand (observations pathologiques propres à

éclairer plusieurs points de pathologie. Paris 1828)
étudie les phénomènes réflexes chez les anencé-
phales.

Calmeil insiste également sur la fonction de coordi-
nation motrice de la moelle indépendante de celle de
l'encéphale.

Müller (Manuel de Physiologie 1833) et Marshall
Hall (Philosop. transact. 1833) et Aperçu du système
spinal 1855) approprient ces données à l'explication
d'un grand nombre de faits pathologiques.

Plus près de nous il faut encore citer :

Flourens 1856-1857 : Sur la sensibilité des tendons
(comptes rendus de l'Académie des sciences).

1890. Recherches expérimentales sur les propriétés
et les fonctions du système nerveux.

Wolkmann : Uber Reflex bevegungen 1838 et 1844,
(in Muller's Archiv.)

Pfluger : Die sensorischen Functionen des Rücken-
marcks.

Vulpian (1866). Leçons sur la physiologie générale
et comparée du système nerveux.

Brown-Séquard. a) Des rapports qui existent entre les lésions des racines motrices et celles des racines sensitives (comptes rendus de la Société de Biologie 1849).

b) Expériences sur les plaies de la moelle épinière.
(Ibid. 1849).

c) Des différentes formes d'énergie de la faculté
réflexe suivant les espèces et suivant les âges dans les

cinq classes d'animaux vertébrés (Ibid. 1849), etc., etc.

Claude Bernard leçons sur la Physiologie et la Pathologie du système nerveux. Tome I.

Budge : Zur Physiologie des Blasenschliessmuskels in Pfluger's. Archiv. 1872.

Masius et Van Laëhr : De l'étendue et de la situation des centres réflexes de la moelle épinière chez la grenouille. (Mémoires de l'Académie de Médecine de Belgique 1870).

Erb : Arch. f. Psychiatrie s. vi 1875.

Joffroy. Gazette de Médecine de Paris 1875.

Westphal : Arch. f. Psychiatrie s. v., 1875.

Charles Richet : Physiologie des muscles et des nerfs. Paris 1882.

Nous touchons à l'époque contemporaine à partir du moment où les tarvaux de Bethe, d'Apathy, de Ramon y Cajal, Van Gehuchten individualisent le neurone. Dès lors la question des réflexes prend en pathologie nerveuse une importance prépondérante, et il faudrait, pour exposer d'une façon complète l'historique de la question, citer tous les neurologistes de notre époque.

Nous allons avoir d'ailleurs, dans les pages qui vont suivre, à esquisser leurs travaux et à analyser leurs résultats.

§ 2. — Valeur Séméiologique des Réflexes

On étudie en clinique les réflexes qui provoquent des mouvements musculaires, parce que ces mouvements sont les plus appréciables et sont mieux que les autres, objet de nombre et de mesure. Mais ces réflexes ne sont que des cas particuliers du réflexe en général, tel que sous l'avons conçu. On les étudie chez l'homme, et chez les animaux supérieurs, c'est-à-dire chez des individus dont les fonctions sont spécialisées au maximum et ressortissent des organes définis. A cause même des caractères essentiels du réflexe qui sont le mouvement et la sensibilité, chez ces animaux, le substractum différencié le plus simple du réflexe sera un élément sensivito-moteur. On lui a donné le nom d'arc réflexe. Nous supposerons connus, car les exposer dépasserait le cadre de notre travail, les notions de physiologie générale qui lui sont afférentes, ainsi que le trajet des voies sensitive et motrice dans l'axe nerveux.

Nous passerons tout de suite à l'étude clinique du phénomène, à celle de ses lois, telles du moins qu'elles sont fixées par la neurologie contemporaine. Nous partirons, pour cela, du rapport présenté par Crocq fils, au Congrès de Limoges (1901) où le savant neurologiste belge fait une mise au point complète pour l'époque de la question clisique du réflexe dont il indique les rapports avec le tonus et les phénomènes de contracture.

Crocq énumère d'abord les faits connus :

a) La section des racines postérieures provoque l'abolition de tous les réflexes.

b) Chez l'homme la section complète de la moelle,

à la région cerviale ou dorsale supérieure, provoque l'abolition permanente et complète des réflexes tendineux et cutanés.

c) Les lésions destructives de l'écorce cérébrale donnent lieu, chez tous les animaux à une exagération plus ou moins marquée des réflexes tendineux, et, chez quelques-uns d'entre-eux, à un affaiblissement des réflexes cutanés.

Il constate ensuite que l'expérience et la clinique prouvent que l'influx nerveux suit des voies différentes suivant la complexité de l'organisme et suivant la nature de l'excitation ; on voit en particulier que, à mesure qu'on progresse dans la série animale, les réflexes parcourent les voies de plus en plus longues ; ainsi :

Chez la grenouille, qui possède une réflectivité encore élémentaire, les réflexes se produisent par des voies courtes, aboutissant à des centres exclusivement médullaires, sur qui peut s'exercer le pouvoir inhibiteur des centres cérébraux.

Chez le lapin et chez le chien le phénomène se complique et l'on doit distinguer entre les réflexes tendineux provoqués par la percussion d'un tendon et des parties adjacentes, et les réflexes cutanés résultant de l'excitation légère de certaines régions de la peau. D'une façon générale, les voies courtes ont perdu de leur valeur, exclusive chez la grenouille . Elles ne servent plus de passage qu'aux réflexes tendineux dont le centre est médullaire et soumis à l'inhibition céré-

brale. Elles peuvent être aussi empruntées pour le passage de certains réflexes défensifs, comme ceux auxquels donnent lieu des piqûres profondes. Mais les
réflexes cutanés adoptent déjà les voies longues et leur
centre est surtout mésocéphalique, et les centres corticaux semblent déjà intervenir dans leur production.

Chez le singe les réflexes tendineux, eux aussi, parcourent les voies longues qui assurent ainsi le passage
des deux ordres de réflexes. Les centres des réflexes
cutanés sont à la fois basilaires et corticaux. Certains
réflexes défensifs se localisent encore dans les voies
courtes.

Chez l'homme les réflexes tendineux, réflexes à
voies longues, sont à centre basilaire comme dans le
cas précédent. Mais les réflexes cutanés sont à centre
exclusivement cortical. Ici encore certains réflexes
défensifs continuent à parcourir les voies courtes.
Ceci s'applique à l'homme adulte, mais ne se vérifie
pas à tous les âges. L'univers est dans l'homme, avons-
nous dit ; en voici encore une preuve : Chez le nou-
veau-né, comme chez les vertébrés inférieurs, les réflexes tendineux et cutanés sont forts, et se produisent
par les voies courtes, au moment où le système pyramidal est en voie d'évolution. A mesure qu'il se dévelop-
pe, on voit que les centres médullaires, qui jusqu'à ce
moment obéissaient aux excitations directes des racines
postérieures, ressortissent de plus en plus à l'influence
des excitations cérébrales, et les voies longues deviennent les voies normales des-courants réflexes, tandis

que les voies courtes se déshabituent de transmettre
les incitations et ne servent plus qu'à l'occasion de
réflexes défensifs, par conséquent qui ont besoin d'être
très rapides, comme ceux que peuvent provoquer les
excitations violentes.

Il semble donc possible d'admettre en règle générale que chez les animaux supérieurs les impressions
faibles traversent plutôt les voies longues, et que les
impressions fortes empruntent plutôt les voies courtes.

Crocq remarque encore que le réflexe rotulien manque rarement chez les sujets réputés sains. Il pense
à bon droit que les individus qui ne le possèdent pas
appartiennent à la pathologie. Le réflexe rotulien est
caractérisé par la projection en avant de la jambe
par suite de la contraction du quadriceps crural, consécutive à la percussion du tendon rotulien ; il apparait comme le plus constant des réflexes tendineux.
D'après lui le réflexe achilléen est inconstant.

Pour ce qui est des réflexes cutanés, les réflexes
crémastérien et abdominal manquent rarement chez
l'adulte normal. Ce réflexe crémastérien se produit
lorsqu'on frotte avec la pointe d'une épingle la face
interne des cuisses : on voit alors se produire une élévation brusque du testicule du côté correspondant à
cette élévation. Suivant Van Gehuchten le réflexe in-
guinal serait chez la femme l'homologne du réflexe
crémastérien chez l'homme. Pour Crocq au contraire,
il serait une variété du réflexe abdominal caractérisé

par la contraction des muscles abdominaux grand droit, oblique et transverse, après excitation de la surface cutanée abdominale. Ces réflexes cutanés, crémastérien et abdominal, exagérés chez l'enfant, s'affaiblissent chez le vieillard. Parmi les réflexes cutanés, le réflexe plantaire occupe une place à part. Chez l'adulte il est constitué par la flexion des orteils sous l'influence de l'excitation légère de la plante du pied, et manque dans environ 10 pour 100 des cas. Chez l'enfant, l'extension est la règle jusqu'à l'âge de 6 à 12 mois, puis elle fait place progressivement à la flexion. Le réflexe de Babinski apparaît aussi sous l'influence de l'excitation de la plante du pied, et se caractérise essentiellement par l'extension du gros orteil, accessoirement par celle des autres orteils. Il constitue donc le réflexe plantaire normal du tout petit enfant, mais prend une signification pathologique chez l'adulte où il dénote une perturbation « organique ou fonctionnelle » du système pyramidal.

En général les relations entre l'état de la sensibilité cutanée et celui des réflexes cutanés sont très étroites, les voies de ces manifestations nerveuses étant d'ailleurs identiques.

· Enfin en ce qui concerne les rapports des réflexes et du tonus, Crocq apporte les propositions suivantes :

1° Dans la grande majorité des cas, il existe un rapport étroit entre l'état réflexe tendineux et celui du tonus musculaire : l'hypertonie accompagne le plus souvent, la diminution de ces réflexes.

2° Les recherches expérimentales ainsi que les données cliniques prouvent clairement que ce rapport n'est pas constant.

Le rapport de Crocq reprenait au fond la thèse classique de Bastian et l'amplifiait. Il fut l'objet de vives discussions. Nous retiendrons celles qui nous intéressent plus particulièrement au point de vue des faits de notre notre thèse, que nous aurons à interpréter.

Mendelssohn n'admet pas une localisation cérébrale exclusive des réflexes cutanées. D'après lui les réflexes passent partout dans la moelle et dans l'axe cérébro-spinal tout entier, et ne sont nullement tributaires d'une localisation spéciale. Il n'y a pas, au sens absolu du mot, de centre réflexogène, mais bien des régions réflectogènes, plus particulièrement excitables et toutes les voies centripètes communiquant avec les voies centrifuges de l'axe cérébro-spinal peuvent servir à la transmission des réflexes cutanés. Leur valeur sémeïologique apparaîtrait ainsi comme très restreinte et d'autant plus encore que pour lui le réflexe est fonction de l'intensité de l'excitation et qu'en clinique leur intensité ne peut pas être définie exactement.

L'expérience ne semble pas confirmer les assertions du maître de Saint-Pétersbourg et confirme la différence de perméabilité des diverses voies longues et courtes, que M. Mendelssohn lui-même a d'ailleurs essayé de prouver, et qui s'affirme plus nette à mesure que l'on s'avance aux degrés les plus élevés de l'échelle animale, jusqu'à à aboutir chez l'homme à une localisation des réflexes tellement marquée que les autres centres ne peuvent pas suppléer aux fonctions disparues, ainsi que cela peut encore s'observer chez les autres animaux. D'ailleurs l'inutilité semeïologique des réflexes amènerait l'effondrement de toutes nos notions neurologiques puisque le réflexe est à la base de la neuropathologie. Et contre cette inutilité protestent toutes les précieuses acquisitions de la neurologie contemporaine, pathologique et expérimentale.

Notre excellent maître M .le Professeur Raymond Cestan s'élève avec plus de bonheur contre certaines affirmations du rapport de Crocq. Ainsi, à propos de la constance du réflexe achilléen que Crocq considère comme infidèle, M. Cestan montre que l'expérience personnelle de M. Babinski dont il était alors le collaborateur et la sienne, lui permettent d'affirmer que ce réflexe est remarquablement constant puisque dit-il, « nous l'avons toujours constaté à l'état normal sur plusieurs centaines de sujets depuis cinq ans que nous pratiquons systématiquement sa recherche. Toutes nos recherches nous ont confirmé ce fait : le réflexe achilléen est au moins aussi important que le réflexe rotulien. » Ceci se passait en 1901. Depuis nous avons eu l'heureux privilège d'assister a des examens cliniques de malades, faits par M. le Professeur Cestan.

Nous l'avons toujours vu rechercher le réflexe achilléen ce qui montre bien qu'il a pour notre maître la
même valeur seméïologique importante. Nous nous
permettons d'apporter ici, par avance, notre moreste
contribution résultant de l'examen des malades que
nous avons examinés pour notre thèse : l'exagération
générale des réflexes tendineux que nous avons re-
marquée s'affirme aussi nette toujours pour les réflexes
achilléens (1) que pour les réflexes patellaires ; à
plusieurs reprises même, nous l'avons trouvée plus
nette pour le tendon d'achille que pour le tendon rotulien.

M. le Professeur Cestan proteste encore contre la
croyance de M. Crocq qu'il y a parallélisme absolu
entre l'intensité des réflexes cutanés et la sensibilité de
la peau. M. Cestan fait observer avec juste raison
que dans 24 cas de paraplégie spasmodique il a trouvé 20 fois l'abolition des réflexes cutanés bien que la
sensibilité ne fût nettement altérée.

Le rapport de Crocq est un des premiers travaux
d'ensemble sur la question des réflexes où l'auteur,
abandonnant les idées anciennes, les idées d'avant
Bastian sur l'origine purement médullaire du phénomène, pose en principe l'existence de centres réflexogènes encéphaliques. C'est pour cela que nous

---

(1) N'est-ce pas d'ailleurs une notion courante, en clinique, que
la disparition du réflexe achilléen est un signe plus précoce dans
le tabès, que celle du réflexe patellaire ?

l'avons résumé. Cette conception de l'origine cérébrale
des réflexes tendineux et cutanés est encore admise
aujourd'hui et sert de base au diagnostic de la hau-
teur des lésions dans l'axe cérébro-spinal. Mais de
nouveaux tributs scientifiques ont été apportés à la
question ; des points obscurs ou douteux ont été élu-
cidés ou sont en voie de l'être. Nous allons les examiner dans les pages suivantes :

Réflexes tendineux. — On a peu changé aux idées
de Crocq à leur sujet. On considère encore que les
centres du réflexe tendineux sont basilaires ; en effet
ils ne peuvent pas être médullaires puisque dans les
cas de lésion transvernale complète de la moelle allongée ils sont abolis. Ils ne peuvent pas non plus
être corticaux puisqu'ils sont exagérés lorsque les
voies descendantes cortico-médullaires sont interrompues. Ainsi donc par voie d'élimination on arrive à
attribuer aux réflexes tendineux une origine mésocéphalique, c'est-à-dire à considérer que les arcs réflexes compliqués qui les constituent remontent jusqu'au thalamus sans qu'aucune preuve directe soit
fournie que là est leur origine, et sans que l'on connaisse bien les parties constitutives de ces arcs réflexes. La voie ascendante empruntée par l'influx nerveux dans ce cas, est la voie sensitive médullo-thalamique ; l'impulsion motrice redescend dans la moelle
le long du faisceau pyramidal, par des fibres venues
du mésocéphale. Ce sont les fibres rubro-spinales,
décrites par Von Monakow. Telle est la thèse émise

par Van Gehuchten le premier, et généralement admise à l'heure actuelle. Si donc nous considérons que
les grosses variations de la réflectivité ont une substratum anatomique, c'est-à-dire qu'il n'y a pas d'abolition ou de grande exagération fonctionnelles des
réflexes, et c'est une question que nous envisage-
rons plus loin, nous serons fondés a admettre que :

1° L'abolition du réflexe tendineux suppose :

A. Une interruption de la voie ascendante entre la
terminaison sensitive et le thalamus.

a) Interruption du neurone sensitif périphétique.

b) Interruption du neurone sensitif central médullo
thalamique.

Ou bien :

B. Une interruption de la voie motrice descendante
entre le thalamus et la terminaison motrice.

a) Interruption sur le trajet du neurone moteur
central rubro spinal.

b) Interruption sur le trajet du neurone moteur périphérique.

Au contraire :

L'exagération des réflexes tendineux suppose une
libération des centres thalamiques par suppression
ou diminntion du pouvoir inhibiteur cortical à la
suite :

A. Ou bien d'une destruction par voie de lésion
organique des centres corticaux de la région rolandi-
que, ou d'une meïopragie fonctionnelle de ces

centres par hypoactivité des cellules pyramidales ressortissant à des causes diverses.

B. Par interruption de la voie thalamocorticale ou cortico-thalamique, supprimant sa route à l'influx inhibiteur cortical.

La pathologie nous montre que tout tendon de muscle peut, dans certaines conditions être le siège d'un réflexe. Il s'ensuit donc qu'il y a, en théorie, autant de réflexes tendineux que de tendons accessibles à la percussion. Mais pour des raisons que nous ne connaissons pas encore, il y a seulement un certain nombre de tendons suffisamment sensibles pour que leur percussion provoque un mouvement réflexe. C'est pour cela que les réflexes tendineux considérés comme les plus constants sont le réflexe rotulien, le réflexe achilléen, au membre inférieur, le réflexe tricipital et le réflexe bicipital au membre supérieur. Ce sont ceux là que nous avons étudiés.

Il est des cas où par exemple la percussion du tendon achilléen est le point de départ d'une série de mouvements rythmés et saccadés d'extension du pied sur la jambe venant se surajouter au mouvement simple d'extension du pied qui caractérise le réflexe achilléen normal. C'est là le phénomène connu sous le nom de clonus du pied qui peut aussi se rechercher par d'autres procédés trop usuels en clinique pour qu'il soit utile de les décrire ici. Ce sont des phénomènes analogues que l'on décrit sous le nom de clonus de la rotule, clonus de la main, observé par Bouchard,

et qui sont associés souvent à l'exagération des réflexes tendineux ; ils traduisent semble-t-il, une irri-
lation du faisceau pyramidal. C'est ce qui explique
leur constante netteté dans les hémiplégies organiques.

Réflexes cutanés. — Leur valeur séméïologique
qu'on pressent être très importante, est bien loin d'être
parfaitement définie à l'heure actuelle. C'est que la
question des réflexes cutanés est infiniment compliquée,
faite d'éléments variés, complexes eux-mêmes, qui
par suite ne rentrent pas sans effort dans le cadre ri-
gide des formules simplistes. La complexité de la
question apparaît à l'origine même du phénomène ; on
l'étudie en effet par l'expérimentation : l'expérimentation est un procédé d'analyse qui s'applique avec
difficulté quand il s'agit de quelque chose d'aussi diffus
que la peau où les territoires anatomiques des nerfs
périphériques s'enchevètrent à chaque instant, où en
tous cas on ne peut guère tailler des territoires nerveux aussi anatomiquement définis que le sont les tendons. La complexité se continue encore plus haut,
dans les voies ascendantes, voies plus longues que
celles des réflexes tendineux puisqu'elles arrivent à
la corticalité, qu'elles nécessitent un plus grand nombre de neurones intercalaires et qui au lieu de mon-
ter directement vers l'écorce, se rendent à différents
noyaux où elles subissent des réductions fibrillaires
successives. Et la complexité de la question se réclame enfin de la complexité elle-même de la couche

corticale, complexité qui est infinie en regard du peu
que nous savons sur la structure intime, l'organisation celluleaire et fibrillaire du manteau où l'on se
perd encore en présence de millions de cellules et de
fibres morphologiquement semblables, mais qui ré-
fléchissent certainement chacune la sensibilité de
points du corps différents et commandent à la motricité de régions diverses.

A. *La Complexité à l'origine du Phénomène.* —
Elle a pour conséquence de rendre insuffisante la
classification actuelle des réflexes cutanées.

Babinski (1) et Van Gehuchten (2) ont fait les premiers la critique de cette classification, montrant que
le réflexe crémastérien par exemple constitue un phénomène plus simple que le réflexe plantaire, le réflexe
crémastérien tirant son nom du muscle qui se con-
tracte, tandis que le réflexe plantaire porte le nom
de toute la région du corps où porte l'excitation. Aussi
Babinski estime qu'il serait préférable pour décrire
un réflexe cutané « de passer successivement en re-

---

(1) BABENSKI : (a) Sur la transformation du régime des réflexes
cutanés dans les affection du système pyramidal. Société de neurologie de Paris, 7 janvier 1904 ; (b) Lettre à Van Cehuchten. Avril
1904.

(2) VAN GEHUCHTEN. Réflexes cutanés dans la paraplégie spasmodique, le Mevrax. Vol. III, 1901.

Lettre à Babinski, 10 mars 1904.

vue les divers mouvements susceptibles d'être provoqués par une excitation de la peau, de noter dans
chaque cas particulier s'il a été possible de les produire, et de marquer les limites des régions dont l'excitation donne lieu à chacun de ces mouvements ; il
serait bon encore, pour être complet, d'indiquer les
modes d'excitation employés (chatouillement, pin-
cement, électrisation, application d'un corps chaud ou
d'un corps froid. » Ainsi par exemple, à l'état normal,
dans le réflexe cutané plantaire que nous nous accou-
tumons à considérer comme unique, nous pouvons distinguer un certain nombre de contractions musculaires isoleés correspondant à des excitaitons d'intensité ou de nature variables. On observe ainsi :

Les contractions des fléchisseurs des orteils ;

La contraction du tenseur du fascia lata :

La contraction des adducteurs ;

La contraction du quadriceps crural ;

La contraction des extenseurs du pied ;

Le retrait de tout le membre inférieur.

On pourrait donc décrire au moins autant de réflexes plantaires qu'il y a de muscles dont la contraction peut-tre obtenue par l'excitation de la surface cutanée plantaire puisque sous certaines conditions on peut obtenir isolément la contraction de chacun de ces muscles. On voit qu'une appellation de réflexe, en englobe plusieurs, nous allons voir à présent qu'elle peut ne pas englober les différentes parties
d'un même phénomène. Ainsi si le terme de réflexe

crémastérien est au contraire incomplet. En effet il
ne rend pas compte de la contraction des fibres inférieurs des muscles petit oblique et transverse de l'abdomen. Au contraire ce que l'on appelle en pratique
neurologique courante, le réflexe abdominal, mérite
d'être subdivisé en trois réflexes distincts, parce qu'ils
sont isolabes :

a) Réflexe abdominal inférieur consistant dans une
contraction de la partie inférieure des muscles larges
de l'abdomen à la suite d'une excitation de la surface
cutanée abdominale au-dessus de l'arcade crurale.

b) Réflexe abdominal moyen consistant dans la contraction de la partie moyenne du muscle grand droit
avec léger déplacement latéral de l'ombilic.

c) Réflexe abdominal supérieur ou réflexe épigastrique caractérisé par la contraction de la partie supérieure du muscle grand droit, au niveau du creux
épigastrique, à la suite de l'excitation de la surface
cutanée au niveau des 6e et 7e espaces intercostaux.

Cette division en trois des réflexes cutanés abdominaux a d'ailleurs son importance, puisque d'après
Dinkler les réflexes abdominaux inférieur et moyen
passent par les 10e, 11e et 12e segments dorsaux, mais
que le réflexe épigatrique ne passe que par le 9e.

B. La Complexité dans les voies de transmission. —
Nous avons vu que les voies ascendantes de transmission des réflexes tendineux, à l'intérieur de l'axe
nerveux central, étaient relativement simples puisqu'elles se réduisaient à deux neurones, un neurone

médullo-thalamique, et un neurone thalamo-cortical. La voie ascendante de transmission de la sensibilité cutanée est autrement compliquée, formée d'un plus grand nombre de neurones superposée : neurones médullo-cérébelleux, neurones cérébello-olivaires, neurones olivothalamiques et thalamo-corticaux.

a) *Neurones médullo-cérébelleux.* — Cette voie est double, constituée par deux faisceaux : le faisceau cérébelleux, de Flechsig (voie directe), et la portion cérébelleuse du faisceau de Gowers qui est une voie croisée. Ces voies diverses sont spécifiques, semble-t-il, et l'expérimentation paraît avoir prouvé que la voie directe sert à la transmission de la sensibilité tactile, tandis que les fibres du faisceau de Gowers (voie croisée) transmettent des impressions douloureuses et thermiques.

b) *Chaînon cérébro-olivaire,* — Il résulte des expériences de Van Gchuchten (1), que cette voie est unique et sert indifféremment à la sensibilité thermo-algésique et à la sensibilité tactile. C'est d'ailleurs un chaînon très court et qui constitue une voie directe.

c) *Chaînon olivo-thalamique.* — Il constitue une voie croisée. Les fibres ascendantes de ce chaînon se terminent dans le noyau rouge et le noyau d'origine du moteur oculaire commun ; un certain nombre de ses fibres arrivent jusque dans la couche optique du

(1) Van Gehuchten : Les Pedoncules cérébelleux supérieurs : Le Nevraxe. Vol. VII, 1900.

même côté et du côté opposé, sans que l'on connaisse exactement le lieu de leur terminaison.

d) *Chaînon thalamo-cortical.* — Il semble avoir le même trajet que le neurone thalamo-cortical de la sensibilité tendineuse et musculaire.

Les voies longues des réflexes cutanés sont donc complexes, en partie directes, en parties croisées, et font intervenir dans le phénomène réflexe un certain nombre de facteurs nouveaux, en particulier le facteur cérébelleux et montrent qu'on doit tenir un certain compte dans l'interprétation du fait, de la nature de l'excitant.

De cette façon nous constatons que la voie tégumento corticale formée de plus de 500.000 fibres dans sa partie périphérique, se réduit à un nombre infime de fibres au niveau du relais thalamique. C'est donc qu'elle a subi, chemin faisant, des réductions progressives. Une des réductions les plus importantes se fait tout le long de l'axe médullaire ce qui montre bien que la plupart des fibres afférentes conduisent les excitations dans les masses grises de la moelle et donnent naissance à ces réflexes dont le point de départ est cutané, mais qui empruntent les voies courtes et sont exclusivement médullaires.

Les faisceaux médullo-cérébelleux de Flechsig et de Gowers ne présentent pas le dixième du nombre de fibres reliant la surface cutanée à la moelle. Les faisceaux médullo-cérébelleux, eux-mêmes, laissent échapper un certain nombre de leurs fibres constitutives, qui vont aboutir dans le tubercule quadrijumeau inférieur et aux masses grises du bulbe. Le chaînon cérébello-olivaire, pourtant si réduit, perd, lui-même, des fibres qui vont dans le noyau du toit.

Aussi Van Gechuchten conclut que cette complexité des voies de la sensibilité cutanée permet qu'on puisse « se demander, non sans quelque raison, si elle n'est pas due à ce fait : qu'elle doit surtout être une voie de défense permettant à l'organisme de répondre à une excitation donnée par des mouvements réflexes, soit médullaires, soit cérébelleux, soit mésencéphaliques, avant même que l'excitation externe produite n'arrive jusque dans l'écorce cérébrale et lui permette de répondre par des mouvements volontaires ».

Cette conception si séduisante des réflexes cutanés à voies courtes, envisagés comme réflexes de défense, vient d'être fortement discutée par Pierre Marie, à propos de l'interprétation du réflexe plantaire en extension, c'est-à-dire du signe de Babinski.

Le signe de Babinski. — « J'ai observé, dit l'auteur (1), dans un certain nombre de cas d'hémiplégie ou de monoplégie crurale liés à une affection organique du système nerveux central, une perturbation du réflexe plantaire dont voici en quelques mots, la description :

« Du côté sain, la piqûre de la plante des pieds

(1) Communication faite par Babinski à la Société de biologie. (22 février 1896).

provoque, comme cela a lieu d'habitude à l'état normal, une flexion de la cuisse sur le bassin, de la jambe sur la cuisse, du pied sur la jambe, et des *orteils sur le métatarse.*

« Du côté paralysé, une excitation semblable donne lieu à une flexion de la cuisse sur le bassin, de la jambe sur la cuisse, des pieds sur la jambe, mais les orteils, au lieu de se fléchir, *accusent un mouvement d'extension sur le métatarse ;* ce n'est donc pas la modification dans l'intensité du réflexe plantaire c'est une transformation de ce réflexe ».

Nous avons tenu à citer M. Babinski lui même, mais nous n'insisterons pas sur le procédé usuel de la recherche du signe de Babinski, non plus que sur les affections du système nerveux que sa présence décèle. Nous dirons seulement qu'il importe de ne pas confondre, ainsi que M. Babinski l'a fait remarquer lui-même, entre l'extension réflexe des orteils et certains mouvements volontaires de défense, ainsi qu'on les observe à sa suite d'une excitation trop vive chez certains sujets chatouilleux.

Par suite le signe de Babinski se traduit par une extension *lente* des orteils et plus particulièrement du gros orteil. Nous ajouterons que l'on admet d'une façon générale que cette modalité particulière du réflexe plantaire est liée à une perturbation dans le système pyramidal avec lésion organique (1).

(1) Depuis M. Babinski a montré (Société de Neurologie. Juil-

C'est pour expliquer le signe de Babinski dans les lésions du système pyramidal, que Van Gehuchten avait proposé sa division en deux des réflexes cutanés, car cette distinction se justifiait par leurs modifications différentes à la suite des perturbations pyramidales. Il y avait pour lui :

a) Des réflexes cutanés proprement dits, abolis quand les réflexes tendineux étaient exagérés, (réflexes abdominaux, crémastériens) et à long trajet cérébro-médullaire.

b) Des réflexes cutanés de défense (réflexes plantaires) ébauchés à peine normalement, exagérés au contraire lorsque la voie pyramidale était lésée, et à court trajet purement médullaire. Il y avait donc identité de nature entre le réflexe en extension et le réflexe en flexion, et non pas selon l'expression de Babinski changement dans le régime des réflexes. Pour Van Gehuchten le réflexe plantaire normal est quelque chose de nouveau qui s'est substitué lentement au réflexe réflexe plantaire normal disparu.

Dans un article récent Pierre Marie (1) s'élève contre

let 1903) que dans les cas où l'on observait l'extension réflexe des orteils, la même excitation pouvait aussi provoquer une abduction réflexe des orteils, constituant ainsi suivant le mot de M. Dupré, qui a fait fortune, le signe de l'éventail. — Signe de l'éventail et extension réflexe des orteils ont pour M. Babinski la même signification pathologique.

(1) Pierre-Marie et Foix : Réflexes d'antomatisme médullaire. Revue neurolgoique du 30 mai 1912.

cette conception de Van Gehuchten, conception qui d'ailleurs était à l'heure actuelle devenue celle de presque tous les neurologistes contemporains et paraissait admise par M. Babinski lui-même.

Pierre Marie pose d'abord en principe qu'une première distinction s'impose entre les réflexes cutanés simples et les réflexes cutanés dits « de défense », car les réflexes « de défense » ne sont pas des réflexes cutanés, ou « tout au moins ne sont pas que des réflexes cutanés » puisqu'on peut les provoquer aussi par l'excitation des os, des muscles, des tendons. C'est ainsi que le réflexe de retrait des membres inférieurs (réflexes des racourcisseurs) peut-être provoqué de façon plus typique et plus sûre grâce à une excitation de la sensibillé profonde, consistant par exemple à presser transversalement et avec force l'avant pied.

De même, le réflexe « paradoxal » de Gordon consistant dans l'extension nette du gros orteil (et plus légère des autres) à la suitede l'excitation des muscles de la loge postérieure de lajambe, réflexe que l'on observe dans les lésions du faisceau pyramidal, montre bien que l'appareil sensitif musculaire peut devenir le point de départ du mouvement réflexe. Or si l'on excite plus intensément la masse musculaire postérieure en exerçant sur elle une pression plus considérable, on voit se produire non seulement le signe de Gordon, mais encore le réflexe des racourcisseurs en entier. Cet exemple montre bien « que les mouvements automatiques appelés réflexes de défense ne sont pas des réflexes exclusivement cutanés. »

En deuxième lieu : les réflexes cutanés proprement dits constituent des mouvements simples, en ce sens qu'ils ne nécessitent que la contraction d'un nombre relativement faible des muscles, et ces muscles sont *synergiques ;* au contraire les réflexes dits « de défense.» correspondent à des mouvements plus complexes puisque l'exécution de ces mouvements comporte, en même temps que l'excitation de certains *groupes musculaires,* l'inhibition de certains autres. Pierre Marie, par des exemples pathologiques et par l'expérimentation montre en effet que le réflexe des racourcisseurs s'effectue en deux temps : dans le premier temps, à la suite de l'excitation, tous les muscles se contractent, les fléchisseurs, comme les extenseurs. Il se produit alors un combat de réflexes qui s'oppose à la production de tout mouvement. Dans le deuxième temps pendant que les extenseurs se relachent, la contraction des racourcisseurs se renforce et le réflexe se produit.

Deux caractères essentiels séparent donc d'après l'auteur les réflexes de défense, des réflexes cutanés simples, c'est que les réflexes dits de défense sont :

a) « Des réflexes à points d'origine multiples étendus en réalité à toute la sensibilité superficielle et profonde. »

b) Des mouvements coordonnés complexes et comportant essentiellement l'excitation d'un groupe fonc-

tionnel synergique et l'inhibition de son antagonis-
te. »

Après avoir différencié ces réflexes, Pierre Marie
essaie d'établir les lois qui les régissent et il pose en
principe comme résultant de ses recherches que :

1.° Pour une excitation donnée, la réponse est toujours la même ;

2° Pour un même membre (membre inférieur) la
réponse varie suivant le segment excité, l'excitation du
segment distal du membre provoquant une contraction
réflexe des racourcisseurs, l'excitation du segment
proximal provoquant une contraction réflexe des allongeurs. (Signe de Rémak).

Il peut alors établir la définition de ces « réflexes
de défense » et il le fait de la façon suivante :

« Ce sont des mouvements automatiques· complexes et coordonnés caractérisés par la contraction
de certains groupes musculaires fonctionnels et par
l'inhibition de leurs antagonistes. Ces mouvements
sont réflexes, en ce qu'ils ont pour point de départ
une excitation sensitive ; *mais ce ne sont pas des
réflexes cutanés* car cette excitation agit tout aussi
bien sur la sensibilité profonde ostéomyoarticulaire
que sur la sensibilité superficielle proprement dite.
Le type de ces mouvements varie suivant le segment
excité, l'excitation du segment distal provoquant un
réflexe de racourcissement, celle du segment proximal un réflexe d'allongement du membre. »

Pierre Marie essaie ensuite de préciser la signifi-

cation de ces mouvements. Il ne pense pas qu'ils constituent des mouvements de défense car si l'on peut
interprêter dans ce sens le réflexe des racourcisseurs
qui tendrait à dérober le membre à la cause d'excitation, l'idée de défense ne peut plus expliquer le réflexe
des allongeurs, ni le réflexe combiné de racourcissement homolatéral et d'allongement croisé que l'on
peut observer aussi. L'auteur croit que l'explication
peut-être fournie par la physiologie expérimentale
où les remarquables travaux de Sherrington, de Philipson, ont établi que chez les animaux en général et
plus particulièrement chez le chien la section de la
moelle amène l'apparition de mouvements réflexes
tendant à reproduire le rythme des mouvements habituels des membres postérieurs, c'est-à-dire le rythme
de la marche.

. L'on peut considérer en effet que le rythme de la
marche se résout essentiellement à ces deux mouvements : flexion d'un membre, extension du membre
opposé. Sur le chien décérébré en effet, Sherrington
et Philipson sont parvenus à isoler l'association des
deux réflexes le « flexion reflex » (réflexe en flexion
de la patte excitée) et le « crossed extension réflex ».
L'automatisme médullaire libéré par la section médullaire aboutit donc à l'établissement d'un double
mouvement coordonné qui reproduit l'essentiel du
mouvement de marche, surtout si l'on considère que
chez le chien, ce double mouvement coordonné des
membres postérieurs se propage aux pattes de devant,

la patte antérieure homologue de la patte postérieure
excitée étant le siège d'un réflexe en extension, la
patte antérieure croisée d'un réflexe en flexion.

Parallèlement on peut mettre en évidence chez
, l'homme le « flexion réflex » c'est le réflexe des racourcisseurs, ainsi que le « crossed extension réflex » (racourcissement homolatéral et allongement
croisé) celui-ci apparaissant seulement chez des malades particulièrement spasmodiques.

Aussi Pierre Marie se croit fondé à conclure : 1° que
les réflexes de défense ne sont autre chose que des
mouvements de marche « représentant les mouvements fonctionnels ordinaires du segment inférieur de
la moelle. »

2° On peut produire isolément ces éléments suivant que l'excitation porte sur tel ou tel segment du
membre inférieur. On peut aussi les produire simultanément.

3° Ils traduisent par conséquent l'automatisme médullaire ; cet automatisme existe noramalement et
s'exagère lorsque la moelle devient un centre fonctionnel plus ou moins autonome à la suite de lésions
plus ou moins marquées du système pyramidal.

Les réflexes de défense sont donc des réflexes d'automatisme médullaire. Pierre Marie précise la situation du signe de Babinski parmi ces réflexes.

Il constate d'abord que le réflexe en extension appartient bien à l'ensemble des mouvements automatiques de marche. La dissociation des mouvements de

progression montre que la marche comporte essentiellement deux temps :

Un temps d'allongement où le membre inférieur
prenant appui sur le sol, permet le soulèvement du
corps et de la jambe opposée. A ce moment là il se
produit dans le pied une flexion plantaire des orteils
destinée à renforcer la solidité du point d'appui et à
favoriser le mouvement de progression.

Un temps de racourcissement où le membre inférieur se détache du sol tandis que l'autre s'allonge à
son tour. En même temps le jambier antérieur et l'ex-
tenseur propre du gros orteil sont le siège d'une contraction nette provoquant le relèvement du pied, sa
flexion sur la jambe entraînant aussi la flexion dorsale nette du gros orteil c'est-à-dire son extension
plantaire. L'extension des autres orteils est moins
nette.

Dans la série des mouvements de marche la flexion
des orteils se rattache donc aux phénomènes d'allongement du membre, leur extension ou racourcissement.

Le signe de Babinski fait donc partie du réflexe
plus compliqué des racourcisseurs, et l'on peut par
différents procédés provoquer simultanément les deux
réflexes et l'observation montre que les mêmes excitations qui provoquent l'ensemble des deux phénomènes peuvent aussi marquer une dissociation de cet
ensemble pour des valeurs différentes de l'intensité de
l'excitation ; le signe de Babinski apparait seul pour

une excitation plus faible. Si l'excitation prend une intensité plus considérable, le réflexe des racourcissements se produit aussi, tandis que l'extension du gros orteil persiste ou même s'exagère. Il semble donc que le signe de Babinski constitue le signe minimum du réflexe des racourcisseurs.

La clinique nous montre de plus que ces deux réflexes apparaissent dans les mêmes cas pathologiques et ressortissent aux lésions du faisceau pyramidal, constituant ainsi non pas « le quelque chose de nouveau, qui s'installerait *doucement* » de Van Gehuchten mais bien des signes *précoces* d'automatisme médullaire libéré.

Ils sont précoces puisque MM. Babinski et Cestan ont, il y a déjà longtemps, insisté sur la précocité d'apparition du réflexe en extension. M. le Professeur Cestan (1) l'a vu survenir moins d'une heure après l'ictus, dans un cas d'hémiplégie cérébrale.

Mais si le signe de Babinski appartient à l'ensemble des mouvements automatiques médullaires, il tire son individualité, selon Pierre Marie, de trois caractères principaux.

a) Il exprime l'excitation du segment distal du membre, puisqu'il se modifie à mesure que l'on remonte vers la hanche et que le mouvement d'allonge-

---

(1) Raymond Cestan. Communication à la Société anatomique. 1898.

ment tend à se substituer au mouvement de racourcissement.

b) Il représente le réflexe minimum de l'automatisme médullaire puisqu'il correspond à l'excitation
minimum.

c) Il se trouve normalement masqué par le réflexe
plantaire en flexion qui lui, rentre dans le cadre des
réflexes cutanés proprement dits (réflexes à voie longue tégumento-corticale). Dans les lésions du faisceau
pyramidal ces deux réflexes plantaires se comportent
de la façon suivante : le réflexe plantaire en flexion
est aboli, par contraste avec les réflexes tendineux qui
sont exagérés. Au contraire, comme la moelle récupère tout ou partie de son individualité, il y a exagération du mouvement de racourcissement dont le signe Babinski constitue la manifestation minimum.

On peut ainsi concevoir des cas limite pour lesquels, avec des lésions trop minimes du système pyramidal, l'abolition du réflexe normal n'est pas totale,
mais n'est pas suffisante cependant pour marquer le
réflexe en extension qui tend à se produire. Cette conception se vérifie cliniquement ; elle explique ce que
les Allemands appellent le combat des réflexes, consistant dans une dissociation des réflexes plantaires :
flexion à la partie interne du pied qui est la zone
maximum du réflexe normal, extension à la partie
externe, cette partie constituant la zone minimum du
même réflexe.

M. W. Van Wœrkom (1) propose du signe de Babinski une interprétation un peu différente. Par l'étude
des mouvements spontanés des orteils chez le nour-
risson, il met en relief la solidarité fonctionnelle des
quatre derniers orteils qu'il oppose à l'individualisme
du gros. Comme le rôle du gros orteil dans la marche n'apparait pas comme spécial, il voit dans son
individualisme fonctionnel l'expression d'une fonction
perdue. Il montre que, pendant la vie intra utérine le
gros orteil passe d'une mobilité parfaite (compatible
avec des mouvement d'opposition analogues à ceux
du pouce, grâce à l'obliquité de la facette articulaire
du cunéïforme et au développement de l'adducteur
transverse du gros orteil), à une mobilité réduite qui
n'est plus compatible avec ces mêmes mouvements
d'opposition parce que l'obliquité de la facette articulaire du cunéïforme disparait, et que d'autre part,
l'adducteur transverse s'atrophie. D'où la conclusion :
« le gros orteil est construit, dans certains stades de
la vie intra-utérine, pour remplir une fonction de pré-
hension. Cet état qui chez les autres primates est
perpétuel, est chez l'homme, passager. »
    Cette fonction ancestrale du gros orteil pourrait à
notre sens expliquer la plus grande amplitude des
mouvements du gros orteil soit dans le réflexe en ex-

(1) W. Van Wœrkom. Sur la signification physiologique des réflexes cutanés des membres inférieurs. Revue Neurologique. 15
septembre 1912.

tension soit dans le réflexe en flexion, de telle sorte
que c'est le mouvement de cet orteil qui est le plus
apparent. Elle ne paraît pas justifier la conclusion
de l'auteur pour qui le signe de Babinski « est le
vestige ou la réviviscence d'une fonction perdue, et
qui consistait en une adaptation à la vie terricole du
pied d'un individu dont le gros orteil était encore en
état de prendre position d'opposition vis à vis des
autres orteils. » En effet le signe de Babinski se caractérise par l'extension de *tous* les orteils, avec extension plus marquée du gros. La théorie de M. Van
Wœrkom ne s'intéresse pas aux mouvements des quatre derniers orteils, mouvements synergiques il faut
bien le dire et synchrones du gros. Elle ne vise donc
pas le signe de Babinski tel du moins qu'il est compris par l'auteur lui-même, et qui précise l'extension
de tous les orteils. Elle ne peut servir qu'à l'explication d'un détail du phénomène, mais n'enlève rien à
la valeur générale de la théorie de l'automatisme
médullaire de Pierre Marie.

Cette théorie aparait comme très ingénieuse ; elle
est aussi très compréhensive ; elle fait rentrer dans
son cadre bon nombre de faits jusqu'ici inexpliqués,
et qui paraissent lumineux grâce à la conception
de l'auteur. Et comme le but d'une théorie scientifique est d'expliquer le plus grand nombre de faits,
comme la théorie de Pierre Marie en explique un
plus grand nombre, c'est à celle-ci que nous nous
rallierons. Mais elle n'est qu'une amorce, et selon

l'expression de Pierre Marie et Ch. Foix eux-mêmes, « en reliant du même coup la pathologie humaine à la physiologie expérimentale elle éclaire d'un
jour nouveau les problèmes complexes de la réflectivité et des contractures, dont la solution apparait
encore aujourd'hui tellement lointaine et difficile. »
Cette modestie des auteurs imposera la relativité de
nos conclusions en ce qui concerne la séméïologie des
réflexes cutanés.

L'abolition ou la diminution simple des réflexes cutanés proprement dits, des réflexes à voie longue tégumento-corticale (réflexes crémastériens, abdominaux, plantaires) traduira :

a) Soit une interruption plus ou moins complète
de la voie tégumento-corticale.

b) Soit une suppression ou une diminution de l'activité des centres corticaux de la zône psychomotrice
par méïographie fonctionelle des cellules de la région ou par lésion de la cellule avec ou sans lésion des
prolongements dendritiques c'est-à-dire des réseaux
superficiels d'association, mais certainement sans lésions des éléments de projection, c'est-à-dire des prolongements cylindaxiles qui par leur réunion concourent à la formation de la voie descendante pyramidale.

L'abolition des réflexes crémastériens et abdominaux, coïncidant avec l'apparition du signe de Babinski, traduira au contraire la libération de l'automatisme médullaire par lésion du faisceau pyrami-

dal. Pour des lésions minima du faisceau nous pourrons assister à la dissociation des réflexes plantaires ; pour des lésions maxima, nous pourrons par la recherche du réflexe plantaire mettre en évidence le réflexe tout entier des raccourcisseurs.

L'exagération des réflexes cutanés à voie longue, sera liée à une suractivité fonctionnelle des centres corticaux.

Variations fonctionnelles des réflexes. — Les conclusions que nous avons tirées de l'étude des réflexes tendineux et cutanés ne peuvent avoir de portée générale et de valeur véritable qu'à la condition que l'abolition ou l'exagération de ces réflexes comporte toujours un subsiratum pathologique, une perturbation de leur centre d'élaboration ou des interruptions des voies qui y aboutissent, autrement dit, à la condition qu'il ne puisse pas y avoir de grosses variations fonctionnelles des réflexes.

La question a été résolue quoique indirectement à propos de la fameuse discussion sur l'hystérie à la société de Neurologie en 1908. La discussion dura des mois ; elle fut féconde et consacra pour une grande partie le triomphe des idées hardies de M. Babinski. Quoiqu'il en soit, la personnalité des débaters, leur prestige scientifique et l'autorité de leur expérience conférait forcément aux conclusions officielles de leurs échanges d'idées, une valeur scientifique incontestable pour l'époque actuelle. Nous les ferons donc aujourd'hui nôtres pour ce qui a trait à ce qui nous occupe, d'autant mieux que sur ce point spécial, l'accord fut unanime et que personne depuis n'a élevé la voix contre elles.

La question posée, à la séance du 9 avril 1908, était la suivante : La suggestion ou la persuasion ont-elles une action :

Sur les Réflexes tendineux ;

Sur les réflexes cutanés ;

Sur les réflexes pupillaires.

A priori tout le monde fut d'accord que la suggestion ne saurait avoir d'action sur les réflexes tendicieux.

Réflexes cutanés. — C'est M. Babinski qui fit triompher, très vite d'ailleurs, son opinion. La voici : Pour lui, la suggestion n'est pas plus capable d'abolir les réflexes cutanés que les réflexes tendineux. Il prend, pour exemple, le réflexe pharyngien, celui qui fournissait le plus matière à discussion. Il dit qu'il ne faut pas confondre, pour l'apprécier, entre le vrai réflexe pharyngien, qui se manifeste par une contraction des piliers du voile du palais, avec le mouvement général de défense qui suit l'excitation du fond de la gorge et qui se traduit par un recul de la tête. On peut parvenir, par l'éducation, à résister à ce mouvement de défense, lequel, d'ailleurs, est susceptible de disparaître aussi par suggestion. Mais il n'en est pas de même pour la contraction des piliers du voile qui, elle, se manifeste aussi nettement après qu'avant les tentatives de suggestion.

Réflexes pupillaires. — Tout le monde est d'accord pour admettre qu'ils ne peuvent pas être modifiés par la suggestion.

Si par conséquent, l'hystérie, la grande simulatrice, est impuissante à produire des variations réflexes (1), c'est que ces variations, pour les réflexes que la clinique nous enseigne à considérer normalement comme constants, ressortissent de la pathologie.

Réflexes osseux. — Il faudrait pour être complet, parler encore des réflexes osseux. Mais la neurologie contemporaine ne leur prête pas beaucoup d'attention, et cela pour plusieurs motifs :

a) Ils sont infidèles et on ne les observe pour les périodes optima de la vie, que chez, environ, 30 % des cas.

b) Ils ne sont pas d'une recherche facile, et nécessitent, pour être mis en évidence, une percussion vive, avec des marteaux d'un poids relativement considérable (trois fois plus lourds que le marteau ordinaire de Déjerine) et cette percussion qui peut être douloureuse n'est pas acceptée par tous les malades.

c) Leurs lois générales sont celles des réflexes tendineux.

d) Ils ne s'observent bien que chez les sujets jeunes, sont déjà diminués sensiblement après la vingtième année, et on ne les retrouve plus chez les vieillards.

(1) C'était aussi l'opinion de M. le Professeur Raymond Cestan ; elle ressort d'une lettre de lui, lue à la Société de Neurologie le 9 avril 1908.

CHAPITRE III

La Démence Précoce

---

§ 1. — Son Odyssée. — Ce qu'il en reste.

Au Congrès de Pau (en 1904), Deny définissait ainsi la démence précoce : « C'est une psychose essentiellement caractérisée par un affaiblissement spécial et progressif des facultés intellectuelles, qui survient le plus souvent sur des sujets jeunes, jusqu'alors normaux, s'accompagne de troubles psychiques variés (excitation, dépression, conceptions délirantes, hallucinations, etc.) et qui se termine, dans la grande majorité des cas, par l'abolition de toute espèce d'activité psychique et physique. » Cette définition est très compréhensive ; c'est pour cela que nous l'avons choisie, à une heure surtout où la synthèse krœpelinienne reçoit de rudes assauts, et où la discorde règne, bruyante, entre les psychiatres, sur les limites qu'il est légitime d'attribuer à cette maladie mentale. C'est à cause des polémiques retentissantes dont cette psychose fut l'objet, dès son identification par Krœpelin

(1893-1899) des discussions passionnées auxquelles
elle donna lieu à différents congrès, entre les aliénistes
les plus éminents de l'époque contemporaine, c'est
aussi à cause du récent discours de Krœpelin, où le
Maître de Munich paraît saper, lui-même, ses idées
anciennes, que nous nous garderons de faire de la
démence précoce une description qui pourrait ressem-
bler, tant soit peu, à une exposition doctrinale. D'un
historique rapide de la question, nous essaierons seulement de dégager le fonds commun sur lequel les
diverses écoles peuvent s'accorder.

C'est à Esquirol (1809), qu'il faut faire remonter,
sinon le terme, du moins la notion de démence précoce, qu'il considère comme une sorte d'idiotie congénitale et oppose aux états démentiels consécutifs à
l'épilepsie, à la chorée, etc.

Morel crée le terme de démence précoce, mais tue
l'individualité de la psychose en la faisant rentrer dans
le cadre de la dégénérescence dont elle ne constitue
qu'un stigmate. La démence précoce se noie dans
« l'Océan des folies héréditaires ou des dégénérés »,
selon la formule si expressive de J. Falret.

Nous la voyons renaître dès 1860, mais en Allemagne, où elle se reconstitua par tranches, durant
une longue période d'une trentaine d'années jusqu'au
moment où paraît enfin la fameuse synthèse de Krœplin (1893).

L'hébéphrénie fut, en effet, décrite tout d'abord

par Kahlbaum (1863) et ainsi nommée par lui parce
que son auteur la considérait comme liée étroite-
ment aux troubles de la puberté. Son élève Hecker
traça en 1871, d'après les recherches de son maître,
un tableau clinique complet de cette affection. A lui
revient le mérite d'avoir signalé la présence, tantôt
du mutisme, tantôt des troubles dans l'expression de
la pensée, consistant dans la stéréotypie des mots,
le goût de ces malades pour les néologismes, le maniérisme dans le débit. Il indique l'évolution de la
maladie qu'il divise en trois périodes : dépression, excitation maniaque, désagrégation psychique plus ou
moins accentuée.

Les idées de Kahlbaum et de Hecker furent très
discutées en Allemagne même où Von Krafft-Ebing,
Schule, Pinck niant les rapports de l'hébéphrénie
avec la puberté, contribuèrent à la faire rentrer dans
la dégénérescence mentale magnifiée par l'école de
Sainte-Anne que représentait alors avec une éloquence autorisée le docteur Magnan (1871 à 1893).

C'est encore Kahlbaum qui isola la catatonie dans
sa fameuse communiçation communication « Ueber
die Katatonie oder das spannungs Irresein », parue
au congrès d'Innsbrück en 1868. Pour Kahlbaum
la catatonie était une entité morbide, comparable à
la Paralysie générale et ses symptômes musculaires
avaient une valeur égale à celle des symptômes paralytiques de la méningo encéphalite. Au point de

vue clinique il la définit comme « une maladie cérébrale à marche cyclique variable, au cours de laquelle
les symptômes pshysiques présentent successivement
l'image de la mélancolie, de la manie, de la stupidité
de la confusion, et enfin, comme phase terminale, la
démence. Une ou plusieurs de ces phases psychiques
peuvent faire défaut, mais à côté d'elles apparaissent, comme symptômes physiques, d'importants
phénomènes moteurs, qui ont les caractères généraux
de la spasticité ». Parmi les symptômes somatiques,
Kahlbaum met en relief, au début de la maladie, la
fréquence relative des convulsions de nature épileptique ou choréïque, apparues quelquefois dès l'enfance, de telle façon qu'il serait possible de concevoir que la catatonie pût embrasser la vie entière. Il
note, au stade d'exaltation maniaque de la catatonie,
le maniérisme du maladé se traduisant par des paroles théâtrales, l'extase religieuse, la logorrhée avec
stéréotypie des mots, la pauvreté en idées quand ce
n'est pas l'incohérence des discours emphatiques.
Quelquefois le stade d'excitation maniaque manque ;
on peut alors avoir au contraire de la dépression mélancolique avec mutisme. Par là, on voit que la catatonie se rapproche singulièrement de l'hébéphrénie. A la
période de stupeur, Kahlbaum signale les symptômes
musculaires caractéristiques : raideurs musculaires,
négativisme physique, la « flexibilitas cerea ». Ce
sont les signes avant-coureurs de la démence qui s'installe après un temps plus ou moins long.

La Catatonie de Kahlbaum connut des fortunes diverses, tantôt admise par les uns, au rang d'entité morbide, tantôt considérée par les autres comme un syndrome épisodique venant compliquer différentes formes de folie.

En 1893, Krœplin, alors professeur à Heidelberg, précise les relations de l'hébéphrénie et de la catatonie, puis les associe à ce qu'il décrit comme la Démence paranoïde, caractérisée par des pseudo délires paranoïaques dont ils se distinguent par leur apparition plus soudaine, leur systématisation précaire, par la grande importance des troubles sensoriels, leur évolution hâtive et leur chute rapide dans la démence.

La synthèse de ces trois formes morbides se justifie d'après lui, tout au moins par un caractère commun fait de leur précocité d'apparition, d'un affaiblissement massif et persistant de l'intelligence, et il crée ainsi la Démence précoce.

Pendant que paraissait à Leipzig la 6e édition du « Compendium der Psychiatrie » de Krœpelin, où le maître allemand jetait les bases de la nouvelle classification des maladies mentales (1899), la question de la démence précoce était mise en France à l'ordre du jour des discussions psychiatriques et passionnait tous les esprits. Joffroy parlait dans ses leçons cliniques de démence juvénile. Christian publiait un certain nombre d'observations personnelles de démence hébéphrénique, Sérieux (1) vulgarisait la classification de Krœpelin, inspirait la très remarquable thèse de Masselon (2) qui constitue le premier travail français d'ensemble sur la démence précoce. Lui même consacrait toute une série de travaux à cette maladie, précisant ces limites, complétant sa symptomatologie psychique, groupant par ordre d'importance les symptômes physiques, soulignant l'intérêt et la complexité de sa pathogénie, indiquant avec les considérations médico-légales auxquelles elle pouvait donner lieu, les divers modes possibles de traitement et leur insuffisance. (*La Démence précoce*, revue de psychiatrie, 1902). Séglas consacrait aussi à la question de fort importantes monographies parmi lesquelles il convient surtout de citer : La démence paranoïde (*Annales médico-psychologiques*, 1900) dans laquelle il indique le diagnostic de cette forme de démence et insiste sur le polymorphisme des idées délirantes qui ouvrent la scène. Démence précoce et catatonie (Nouvelle iconographie de la Salpétrière, 1902) où il résume de façon magistrale les idées de Kahlbaum sur la catatonie. En 1903, Deny et Roy faisaient paraître dans la bibliothèque des Actualités médicales un remarquable opuscule sur la démence précoce où

(1) Sérieux. Revue de psychiatrie 1900. — La nouvelle classification du professeur Krapelin.

(2) Masselon. Psychologie des déments précoces. Thèse Paris 1902.

la question était exposée de façon complète en même
temps que schématique et l'année d'après M. Deny
apportait au Congrès de Bruxelles son rapport qui
est resté classique sur les démences vésaniques. Il
marque une étape décisive dans l'histoire de la démence précoce qu'il fait surgir des ruines amoncelées
des démences vésaniques consacrées par l'ancienne
nosographie. Il consent lui-même à la fin de son rapport, que sa conception extrêmement large de la démence précoce laisse peu de place aux vésanies : elles ne peuvent plus se comprendre comme entités
morbides, même au point de vue clinique et n'existent
plus qu'à l'état de phénomènes épisodiques et stricte-
ment secondaires, se perdant dans la morphologie
complexe de la démence de Krœpelin. Il biffe ainsi
d'un trait de plume la manie, la mélancolie, la confusion mentale, la folie des dégénérés, les délires systématisés hallucinatoires, puisque ces différentes affections peuvent évoluer vers la démence et que la
démence précoce se constitue aussi bien avec les démences vésaniques tardives qu'avec les démences vésaniques précoces.

Cette démence mérite d'après M. Denys une place
àpart, à côté des autres démences à cause de son caractère particulier qui consiste dans un affaiblissement des facultés intellectuelles : *primaire*, parce
qu'il ouvre la scène morbide, *global*, parce qu'il est
diffus et s'attaque à tous les éléments de la personnalité (sensibilité, jugement, volonté), *électif*, en ce sens

qu'il paraît toujours s'attaquer d'abord à la sphère affective pour se généraliser ensuite. Il tire sa spécifité de son affinité pour la sphère affective, au contraire de la Paralysie générale qui sape d'abord le jugement, de la démence sénile où la désagrégation de la volonté, apparaît la première. Il y a donc un trépied démentiel caractéristique de la démence précoce fait de sa précocité, de sa diffusion, de son électivité affective. Tout ceci, est bien entendu, un peu théorique et pourrait constituer seulement la forme simple, la forme idéale de la démence précoce. Il ne constitue en réalité que la base démentielle au-dessus de laquelle évoluent des variétés cliniques nombreuses qui peuvent se ramener à trois : la variété hébéphrénique, la variété catatonique, la variété paramoïde.

De tout cela il résulte que les symptômes psychiques essentiels consisteront dans :

a) *Sphère affective* : Les modifications du caractère, l'apathie, l'anesthésie morale, l'indifférence émotionnelle ;

b) *Sphère volontaire*. Le Syndrome catatonique, fait de négativisme, de suggestibilité, de stéréotypie.

c) *Sphère intellectuelle*. Les troubles de la mémoire de l'attention, de l'association des idées.

Au contraire, les symptômes psychiques accessoires qui donneront sa couleur à chaque variété de démence, seront tirés, soit des manifestations délirantes, soit des troubles sensoriels, soit des états de dépression, d'excitation ou de stupeur.

Il. n'y a pas d'étiologie spécifique de la démence précoce. La période optimum de la vie s'étend de quinze à trente ans, mais il ya des exceptions nombreuses pour lesquelles on voit la maladie s'installer beaucoup plus tard. L'hérédité névro-psychopathique est une cause d'ordre trop général pour être considérée comme efficiente et elle peut seulement favoriser l'installation de la démence précoce qui reste une maladie fortuite, accidentelle dont il faut chercher la cause dans des processus divers d'auto-intoxication : sexuelle selon la plupart, gastro-intestinale comme le veut M. Dide, puerpérale, comme on l'a signalé dans certains cas, etc.

Ainsi M. Deny se trouve amené à nier l'origine constitutionnelle de la démence précoce. Pour lui, la prédisposition est réduite au minimum, à une « aptitude morbide » selon le mot de Joffroy à propos de la paralysie générale, et les stigmates de dégénérescence ne s'y observent qu'exceptionnellement ; il se sépare nettement des partisans de la doctrine pathogénique de l'hérédité, qui considèrent la démence précoce en quelque sorte comme la manifestation de l'imperfection constitutionnelle préalable du système nerveux et pour laquelle les causes occasionnelles toxi-infectieuses joueraient simplement le rôle de révélateurs.

Beaucoup de psychiâtres s'émurent au vent révolutionnaire que faisait souffler le rapport de M. Deny. Le vénérable M. Parant, défenseur hautement autorisé de la nosographie classique, voulait qu'on fit encore

leur place en pathologie mentale aux anciennes vésanies dont rien ne justifiait la déchéance et, qu'en tout
cas, la démence précoce remplaçait mal, car sa conception n'était pas fondée parce qu'elle manquait de
bases anatomo-pathologiques, parce qu'on ne l'avait
pas isolée à l'état pur, et parce que cette démence, à
qui on accordait des possibilités de guérison n'était
donc pas une démence.

M. le professeur Gilbert Ballet s'accorde avec
M. Deny sur le tableau clinique de la démence précoce
et sur la place qu'il convient de lui accorder en noso-
praphie mentale. Mais il oppose, au point de vue pathogénique, sa doctrine qui se réclame de l'hérédité,
à la doctrine « accidentelle » de M. Deny.

L'anatomie pathologique, bien précaire encore, de
la démence précoce, avait permis à M. Deny de lui
assigner une origine toxique. Il se fondait, pour cela,
sur les lésions décrites par Klippel et Lermitte, consistant dans la modification avec chromatolyse légère
des cellules décrites par MM. Ballet, et Laignel La-
vasture, etc., dans les confusions mentales véritablement toxiques, où les modifications sont tout autres,
où la cellule est déformée, gonflée, désorganisée véritablement, tandis que son noyau est projeté à la
périphérie. D'ailleurs la diminution du nombre des
cellules pyramidales, signalée par Klippel, serait encore un argument en faveur d'une lésion congénitale.
De plus, M. Gilbert Ballet apporte un certain nombre
de statistiques en faveur de l'hérédité. Ce dernier ar-

gument paraît fort peu probant à M. Deny qui a aussi
les siennes en faveur de sa théorie et qui, au demeu-
rant, fait peu de crédit aux statistiques qui gardent
trop l'empreinte du coefficient personnel.

M. Régis ne croit pas à la longue durée de la synthèse krœpelinienne, trop vaste à son degré, pour
constituer un tout suffisamment homogène. Il s'élève,
avec force, contre cet anéantissement des psychoses
classiques que M. Deny raye trop facilement du cadre
nosologique. Leur individualité a été consacrée par
les meilleurs de nos devanciers et elles existent « cliniquement immuables depuis Hippocrate et Arétée ».

Qu'elles soient symptomatiques ou non, on les observe, au moins, à un moment donné de l'histoire du
malade, parfaitement définies, très individuelles, et si
parfois la démence leur fait suite c'est du moins la
perturbation spéciale (manie, mélancolie, etc.) qui a
commencé et la perturbation a ainsi une personnalité
au moins aussi marquée que la démence que, d'ailleurs elle n'entraîne pas nécessairement. C'est à ce
titre que les vésanies et les démences vésaniques doivent rester dans la nosographie mentale.

Toutefois, M. Régis se plaît à reconnaître l'existence
clinique d'états hébéphériques catatoniques et paranoïdes, mais leur parenté n'est peut-être pas suffisante
pour légitimer leur synthèse . Pour M. Régis, l'apel-
lation de démence précoce ne pourrait servir qu'à
caractériser un groupe de malades tarés qui ont som-
bré dans la démence rapidement, définitivement, après

avoir donné des promesses intellectuelles parfois brillantes. Entre la phase d'activité psychique normale et
la période de défaillance mentale, se situe un temps
d'arrêt. C'est pour ces malades seulement, prétend
M. Régis, que peut s'appliquer vraiment le diagnostic
de démence précoce. Pour les autres cas à étiologie
toxique ou infectieuse qui ressortissent à la démence
précoce selon les idées de M. Deny, et qui débutent
par des phénomènes aigus de confusion mentale, qui
n'aboutissent, d'ailleurs, que d'une façon inconstante
à l'état démentiel, il faut les considérer, lorsqu'ils y
aboutissent, comme des démences, précoces peut-être
par leur évolution, mais non pas primaires, secondaires, au contraire, aux états aigus qui ouvrent la
scène morbide, en un mot, comme des démences post-
confusionnelles.

Ainsi donc il y a une démence précoce vraie, cons-
titutionelle et une pseudo démence précoce, cliniquement semblable à la première, pathogéniquement
secondaire, étiologiquement toxique ; cette pseudo
démence précoce rentrerait parfaitement dans le cadre élargi de la confusion mentale.

La description clinique tout au moins de la démence précoce, recevait donc au Congrès de Pau une
consécration officielle. Depuis, l'hébéphrénie et la catatonie si voisines ont été fondues en un seul groupe
clinique : l'hébéphréno-catatonie. Le terme de démence précoce fut adoptée par l'immense majorité
des psychiâtres dont l'attention allait être bientôt

détournée d'ailleurs sur la conception Krœpelienne de la manie et de la mélancolie, sur la maniaco-dépressive.

Mais tout récemment encore la démence précoce de Krœpelin a subi de la part des auteurs de l'heure actuelle, des modifications importantes.

Il faut d'abord citer Bleuler (1) qui au terme de démence précoce propose de substituer celui de Schizophrénie servant à caractériser un groupe de « psychoses évoluant, tantôt chroniquement, tantôt par poussées, pouvant s'arrêter à tout stade ou regresser, mais sans jamais revenir ad integrum. » (2) Le terme de schizophrénie indique la dislocation des fonctions psychiques que Bleuler met à la base de cette affection.

Les symptômes fondamentaux sont les suivants :

A) *Fonctions simples*. — L'association des idées peut présenter des troubles extrèmements divers dont les types extrêmes sont le monoïdéisme avec stéréotypie et la confusion complète avec association de mots et d'idées directes par assonnance ou indirectes par associations médiates. C'est pourquoi l'étude des troubles des associations ne donne pas de résultats précis. Ce qui paraît manquer surtout c'est la trame

---

(1) Démence précoce ou groupe des Schizophrénies par le professeur Bleüler, de Zurich, dans le Handbuch des Psychiatrie du Professeur Aschaffenburg, 1911.

(2) Voyez compte rendu de la Conception de Bleüler, par Trénel, in Revue Neurologique, 15 octobde 1912.

de la pensée, l'idée directrice, ce que Toulouse
appelle « l'auto-conduction. » L'affectivité est toujours touchée mais pas toujours avec la même intensité, la forme la plus légère de l'obtusion affective
consistant dans ce que Bleuler lui-même appelle le
« Je m'en fichisme. » Quelquefois il semble que
l'affectivité persiste intacte mais il y a alors au moins
discordance entre les manifestations de cette affectivité, se traduisant par un retard de la réaction par
rapport à l'idée.

Un signe nouveau apparait, c'est l'ambivalence,
consistant dans « une tendance à marquer tout psychisme à la fois d'un signe négatif et d'un signe
positif. » Cette ambivalence se manifeste dans les différents éléments psychologiques de la personnalité,
et l'on observe ainsi une « ambivalence affective (le
malade hait et aime sa femme), une ambivalence
volontaire (il veut à la fois manger et ne pas manger), intellectuelle (je suis un homme et je ne suis pas
un homme). Mais d'après Bleuler un certain nombre
de fonctions restent intactes *en ce sens que les schizophréniques les utilisent comme les gens sains.*
Parmi ces fonctions il faut citer la sensation, la perception, l'orientation, la mémoire, la conscience,
la motilité. Cette restriction de Bleuler nous paraît
fort judicieuse et à sa lumière on pourrait expliquer
sans doute pourquoi nombre de malades étiquetés
déments précoces rendent dans les asiles des services
manuels importants, pourquoi des écrits de déments

précoces présentent parfois des qualités de style relativement remarquables, pourquoi, ainsi que nous nous proposons d'en publier prochainement un cas, les déments précoces peuvent composer encore correctement des airs musicaux.

B) *Fonctions complexes*. — Comme les fonctions simples concourent par leur association à la formation des fonctions complexes, le trouble de ces dernières suivra des variations parallèles à celui des fonctions simples. On peut ainsi observer :

La diminution ou la disparition du sens du réel ; le malade ne vit plus que d'une vie intérieure. C'est l'*autismus* de Bleuler.

Les troubles de l'attention sont proportionnels à ceux de l'affectivité. En tous cas elle se fatigue vite.

Les troubles de la volonté sont des troubles de plus ou de moins. On observe l'aboulie ou l'hyperboulie.

Enfin la personnalité serait conservée en dehors du délire.

Ainsi Bleuler arrive à cette conception que le schizophrénique est un dément relatif, relatif au moment, et à certaines complexus.

La schizophrénie de Bleuler comporte des degrés infiniment nombreux et s'observe aussi bien parmi les malades d'asiles que parmi les infirmes psychiques de la vie courante. Chez les malades d'asile seulement on peut observer des symptômes accessoires consistant en hallucinations, idées délirantes, confusions mentales, états crépusculaires, états maniaques ou mélancoliques, symptômes catatoniques, ces derniers pouvant s'associer aux états maniaques et mélancoliques, de telle façon qu'on peut légitimement décrire une catatonie maniaque. Toutefois Bleüler admet pratiquement et pour les commodités de l'enseignement, quatre variétés de schizophrénie qui ne s'excluent point d'ailleurs et peuvent sinon coexister, du moins se succéder :

La forme paranoïde dans laquelle il fait rentrer en même temps que la forme paranoïde de Krœpelin certains délires hallucinatoires, les quérulents, les délires systématisés secondaires et le délire de préjudice présénile.

La forme catatonique.

La forme hébéphrénique, extrêmement vaste qui engloberait, au dire de Bleuler, tout l'ancien groupe des démences vésaniques.

La forme simple très vaste aussi et que l'on observe dans la vie courante, comprenant tout ce qu'on a mis sous la « bannière de la psychopathie, de la dégénérescence, de la folie morale, de l'alcoolisme et peut-être aussi, et c'est le plus grand nombre, de la santé. »

Il y a de même pour chacune de ces espèces de schizophrénie des formes latentes comprenant les cas frustes, qui, bien qu'ils ne soient pas couramment observés, seraient cependant les plus nombreux.

On peut encore considérer du point de vue du temps, des schizophrénies périodiques, du point de vue de l'âge des schizophrénies précoces, et des schizophrénies tardives, celles-ci plus nombreuses, etc.

La schizophrénie n'est pas une démence ; elle comporte des rémissions fréquentes, des améliorations notables, passagères ou même définitives, mais il n'y aurait jamais de véritable *restitutio ad integrum*, bien que certains schizophréniques soi-disant guéris, suivis dans la vie par Bleüler, aient pu devenir, qui, homme d'affaires très lancé, qui poète choyé, qui professeur d'Université et qui même président de Sénat ! !

On voit donc que le pronostic de la schizophrénie n'est pas toujours trop sombre ! Cependant la schizophrénie peut aboutir à la démence, et pour cette démence Bleüler s'accorde avec Krœpelin jusqu'à plus ample informé et adopte les trois formes krœpeliennes de démence précoce.

La conception de Bleüler est infiniment vaste, plus vaste encore que la synthèse krœpelinienne, puisqu'elle fait rentrer dans la schizophrénie la plupart des psychoses dites fonctionnelles, qu'elle démembre au profit de la schizophrénie, la mélancolie, la maniaque dépressive, l'hystérie, la paranoïa, les délires fébriles, l'alcoolisme même, car selon lui l'alcoolisme aigu « ne serait qu'un intermezzo produit par l'alcool au cours d'une schizophrénie. »

Cette conception si vaste est-elle véritablement une synthèse ?

Une synthèse aboutit à une définition : une définition limite, et la schizophrénie de Bleüler n'a guère de bornes. En voulant préciser l'entité morbide que Krœpelin avait baptisée démence précoce, il élargit son domaine qui se trouve après Bleüler limité plus vaguement encore qu'après Krœpelin et M. Deny. Ne semble-t-il pas réssuciter cet « océan sans limites et sans fond » dont on fit tant de grief à Magnan à propos de la théorie de la dégénérescence ?

M. Chaslin (1) dans son livre récent sur la « Séméïologie et la clinique mentales », aborde la question de la démence précoce, à qui le travail de Bleüler a donné un renouveau d'actualité. Il groupe provisoirement sous le titre général de folies discordantes la catatonie de Kahlbaum, l'hébéphrénie de Hecker et Kahlbaum, la démence précoce de Krœpelin, la schizophrénie de Bleüler. M. Chaslin se plaçant uniquement au point de vue clinique, considère que ces folies discordantes dont il distingue quatre types, ont une période d'état pendant laquelle chacun des types présente une personnalité suffisante pour mériter une description spéciale, et une période possible de démence pour laquelle les formes primitives de la période d'état se rapprochent les unes des autres.

(1) Ph. Chaslin. Eléments de Séméïologie et de clinique mentales. 1912,

M. Chaslin décrit ainsi le type hébéphrénique vrai-
semblablement mixte, le type de la folie paranoïde
ou délirante, le type de la folie verbale, le type de
la folie motrice ou catatonie.

Le caractère commun de ces types est la discordance, le mot discordance répondant dit M. Chaslin
« à l'ataxie intra psychique de Erwin Stransky, à la
dysharmonie intra-psychique de Urstein ».

On voit qu'a côté des types paranoïde, hébéphrénique et catatonique, M. Chaslin place un type nouveau auquel d'ailleurs il n'accorde qu'une valeur pro-
visoire, c'est la folie discordante verbale dans laquelle le symptôme nettement prédominant est l'incohérence verbale. C'est une forme rare. Dans les types
purs, M. Chaslin en cite, on observe un automatisme
verbal tout à fait caractéristique, avec profusion de
mots qui cachent mal la pénurie d'idées si tant il est
qu'il ait seulement des idées derrière cette logorrhée.
Il n'y a pas d'idées délirantes, pas de « tendance à
la litanie comme chez les catatoniques » et presque
jamais « d'humeur négative ». Il faut signaler dans
les antécédents de ces malades la présence souvent
constatée d'accès épileptiformes.

Ces types cliniques répondent-ils à des entités
morbides distinctes ou sont-ils des formes d'une même folie ? Les éléments pathogéniques, anatomo-
pathologiques surtout manquent pour résoudre la
question. Mais ils ont des liens cliniques : la discordance, se manifestant par une incohérence, un désé-

quiilbre des symptômes ; une désharmonie entre les manifestations psycho-pathologiques ; de plus il semble exister entre eux des formes de passage ; enfin ces folies discordantes sont à évolution apparemment parallèle, comprenant un stade de début, une période d'état, et une période terminale. C'est à ce titre que M. Chaslin se croit le droit de les ranger, provisoirement, dans un groupe clinique, qui constitue un groupe d'attente, et qui ne préjuge de rien comme la conception de Bleüler surtout psychopathologique et un peu trop systématisée pour n'être pas artificielle, et comme la conception de Krœpelin qui, voulant consacrer surtout une doctrine étiologique et pathogénique, se pare d'une étiquette mauvaise puisqu'elle annonce une démence précoce et que l'observation montre que cette démence n'est pas nécessaire, et qu'elle n'est pas toujours précoce, ni toujours primitive.

L'avenir de cette question appartient dit M. Chaslin, à l'anatomie pathologique. Mais l'anatomie pathologique, en dépit des louables efforts de M. Klippel qui apporte dans ce débat la notion de démence neuro-épithéliale, s'opposant aux autres démences paralytique, épileptique, sénile, qui sont caractérisées par des altérations primitives vasculo conjonctives, n'a pas encore porté tous ses fruits. M. Klippel (1) n'a étudié qu'un nombre restreint de

(1) Travaux de Klippel. Klippel et Lermitte, de son élève Raymond Mallet. Thèse Paris 1910-11.

cas, où les lésions présentaient le type neuro-épithé-
lial et ce ne sont que des cas de démence hébéphrénique. L'avenir seul pourra dire si cette constatation
s'étend à tous les cas et à tous les types.

A l'heure où, selon le mot heureux de M. Trénel,
la démence précoce est à un tournant de son histoire,
nous sommes heureux de pouvoir signaler par avance (2) l'opinion personnelle de M. Maurice Dide : il
proclame la faillite de la synthèse Krœpelinienne
qu'il fut l'un des premiers à défendre, car l'analyse
psychologique l'amène à penser qu'il s'agit en effet
d'une pseudo démence, avec conservation d'un certain nombre d'activités, notamment des aptitudes pro-
fessionnelles. Les infections accidentelles montrent
dans un grand nombre de cas, la possibilité de conservation de la synthèse psychologique, et les guéri-
sons passagères pendant la durée de l'infection, les
notables améliorations qui lui sont consécutives, y
sont fréquentes.

· Mais si l'activité intellectuelle semble obnubilée
beaucoup plutôt que définitivement perdue, les troubles affectifs semblent irrémédiables. Il dit avoir eu
l'occasion de suivre certains de ces malades après
leur guérison apparente et il a toujours constaté dans
ces cas une perversion ou une diminution affective
telles, que malgré la récupération de l'intelligence,

(2) Maurice Dide. Le Manuel du Praticien, chez Masson. Paris,
1913 (sous presse).

ces individus étaient pratiquement des déchets sociaux.

Par suite sa conception actuelle est la suivante :

A) *Au point de vue clinique*, on se trouve en présence de l'association d'une ou plusieurs psychoses,
affections élémentaires, (psychasthénie — manie —
mélancolie — psychose d'interprétation) avec un état
hallucinatoire. La systématisation dépend de la
modalité d'association et les formes où la psychasthénie domine sont les plus massives d'emblée.

B) *Au point de vue pathologique* il y a association
d'une psychose constitutionnelle, et d'un élément
toxique ou infectieux, subaigu ou chronique, amenant un certain état confusionnel, et de la sorte, exerçant une influence désorganisatrice profonde sur le
syndrome.

Si le syndrome démence précoce a quelque chose
de spécifique c'est au fléchissement affectif précoce
et généralement définitif qu'il le doit. Cette démence
affective s'oppose à une démence intellectuelle comme la paralysie générale. Cette conception de la
spécificité psychologique de la démence précoce se
rapproche assez on le voit, de la conception de
M. Deny que nous avons vu au Congrès de Pau,
établir une distinction entre la démence de la méningo-encéphalite, plus particulièrement intellectuelle,
la démence sénile plus particulièrement volontaire,
la démence précoce plus particulièrement affective,
à cette différence près que M. Dide admet les répa-

rations intellectuelles dans la démence précoce, mais considère la défaillance affective comme définitive d'emblée.

Pour M. Dide les signes physiques réflexes sont ceux des infections diffuses et subaigues des centres nerveux : lathyrisme, pellagre, etc., et dont les lésions seraient identiques.

Que reste-t-il de tant de théories diverses ? Des faits cliniques selon nous. On ne diffère que sur leur interprétation, et nous considèrerions comme imprudent, en tous cas comme trop osé à notre âge et à cause de notre trop faible expérience, de prétendre donner une définition complète de la démence précoce. Mais nous concluons que la description clinique de Deny, respectée par la majorité des auteurs, reste acquise. C'est dans cet esprit que nous avons observé les modifications réflexes survenues chez des malades devenus déments, plus ou moins rapidement, brusquement, ou à la suite d'atteinte psychopathiques aigues, fonctionnelles, atteints actuellement d'une démence spéciale où se retrouvent les altérations psychiques admises par tous, portant sur l'affectivité, la volonté et les associations d'idées. Nous croyons d'ailleurs que chacun des protagonistes de la démence précoce pourra trouver dans ces observations des cas qui justifient ses idées propres, parce que chacune de ces idées contient une part de vérité puisqu'elle se réclame de faits réels, et qu'elle ne comporte sans doute d'erreur que par le coéfficient

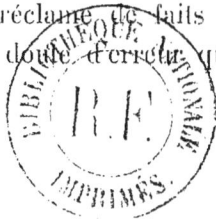

d'absolutisme que l'auteur est porté à lui accorder ; il ne faut pas oublier que la psychiàtrie bien plus encore peut-être que la médecine, est un art, où les conceptions trop compréhensives risquent d'être vagues, et où les formules très précises constituent des cadres trop rigides pour se prêter aisément à l'encerclement des faits si divers que nous offre l'expérience.

§ 2. — LES SIGNES PHYSIQUES DE LA DÉMENCE PRÉCOCE

Ils sont peu caractéristiques, de l'avis même de M. Deny. Les énumérer tous dépasserait le cadre de notre travail. Nous nous occuperons seulement de ce qui a été dit au sujet des réflexes.

D'une façon générale, les auteurs admettent comme assez constante l'exagération des réflexes tendineux. A ce point de vue les statistiques s'accordent a peu près. On signale aussi l'abolition du réflexe plantaire dans un nombre considérable de cas, et un certain nombre d'auteurs ont essayé de jeter les bases d'un syndrome réflexe de la démence précoce, qui serait caractérisé par l'exagération du réflexe rotulien et l'abolition du réflexe cutané plantaire. Nous n'insisterons pas et nous nous bornerons à citer les statistiques les plus classiques, au sujet de troubles réflexes dans la démence précoce, nous réservant de les comparer dans un chapitre ultérieur avec nos propres conclusions :

Statistique de Séglas et Masselon (1902), (50 cas).

Réflexes tendineux. — Exagération du réflexe patellaire 73 % des cas.

Exagération du réflexe du poignet 70 % des cas.

Réflexes cutanés. — Abolition du réflexe abdominal 28 % des cas.

Abolition du réflexe crémastérien 47 % des cas.

Diminution ou abolition du réflexe plantaire 50 % des cas.

Statistique de M. Deny (1904). — Exagération du réflexe tendineux 93 % des cas.

Diminution ou abolition des réflexes cutanés plantaires 71.4 % des cas.

Statistique de Trepsat (1905). — Exagération des réflexes tendineux 59 % des cas.

Abolition des réflexes cutanés plantaires 64 % des cas.

Pour Chenais au contraire le réflexe rotulien est exagéré dans 100 % des cas. Le trouble dans le réflexe cutané plantaire s'observe aussi constamment et se caractérise par l'immobilité du gros orteil, avec, souvent, flexion légère des petits orteils.

Statistique de Maillard (1909). — Portant sur 21 démences précoces à forme hébéphréno-catatonique, et 6 démences paranoïdes.

a) *Démences hébéphréno-catatoniques* (21). — Exagération du réflexe rotulien 18 fois.

Abolition ou diminution du réflexe cutané plantaire 15 fois.

(Une foïs il n'a pu être cherché.)

b) *Démences paranoïdes* (6). — Exagération du réflexe rotulien 1 fois ; (et 1 fois n'a pu être cherché).

Abolition ou diminution du réflexe cutané plantaïre 3 fois.

En résumé l'exagération du réflexe rotulien s'observe d'après M. Maillard dans 85 % des cas pour la démence hébéphréno-catatonique.

Dans 15 % et au maximum 30 % des cas dans la démence paranoïde.

L'abolition du réflexe cutané plantaire s'observe dans 75 % des cas pour la démence hébéphréno-catatonique ; 50 % des cas pour la démence paranoïde.

M. Maillard (1) signale en outre l'existence fréquente chez les déments hébéphréno-catatoniques, d'un signe nouveau. C'est le signe de la persistance de l'extension de la jambe, après la percussion du tendon rotulien. Chez les individus normaux, en effet, et chez tous les malades autres que les déments précoces, au moment de la recherche du réflexe rotulien, on voit la jambe, après son mouvement d'extension revenir *rapidement* à sa position d'équilibre initiale soit, après quelques oscillations autour de cette position primitive, soit après un second petit mouvement d'extension, comme dans quelques cas réflexes particulièrement brusques.

(1) Maillard. *Société de Psychiatrie,* séance du 16 déc. 1909.

Chez les déments précoces à forme hébéphréno-catatonique, au contraire, la jambe reste dans l'extension ; quelquefois elle reste dans la position extrême
que le réflexe a provoquée ; le plus souvent elle retombe lentement un peu, mais s'arrête avant d'être
revenue à sa position d'équilibre. M. Maillard, dans
une série d'expériences portant sur 10 déments précoces à forme catatonique, 4 déments paranoïdes, 8
maniaques dépressifs, 1 interprétateur, 2 mélancoliques anxieux, 5 débiles, 4 paralytiques généraux, 3
déments organiques, 2 parkinsonuiens, 1 malade atteint de névrose d'angoisse, a constaté pour la totalité
de ces 40 cas : 8 fois le signe de la persistance de
l'extension de la jambe, et pour ces 8 fois il s'agissait de déments précoces hébéphréno-catatoniques.
Ainsi pour M. Maillard, ce signe se montrerait dans
la proportion de 80 % chez les hébéphréno-catatoniques. Il ne l'a observé qu'une fois, et encore à l'état
bâtard, chez une grande débile.

M. Maillard accorde à son signe une grande valeur
pour le diagnostic de la démence précoce à forme
hébéphréno-catatonique. Pour lui en effet, cette persistance de l'extension de la jambe se rapporte à la
suggestibilité des déments précoces, suggestibilité
que Deny et Roy considèrent « comme la tendance a
adopter toute sollicitation venue de l'extérieur quelle qu'en soit la nature ». Or, cette suggestibilité, dit
M. Maillard, est quelquefois malaisément mise en
évidence par les procédés habituels. En effet, lors-

qu'on place le membre d'un sujet dans une position
quelconque, le sujet conserve souvent la position donnée, par simple obéissance, et sans que l'on ait toujours le droit d'incriminer la suggestibilité, de telle
sorte que sa recherche par les procédés ordinaires
n'a pas pratiquement, toute la valeur désirable.

Le signe de M. Maillard au contraire, se manifestant à l'occasion d'un réflexe, semble dit l'auteur, ne
pouvoir se rencontrer qu'à la faveur d'un trouble
tout particulier de la fonction motrice.

M. Dupré se basant sur le fait que M. Maillard a
rencontré son signe, une fois, chez un débile, rattache le phénomène de la conservation de l'extension
de la jambe au syndrome de débilité motrice qu'il a
décrit et à la paratonie. On sait que M. Dupré (1)
a désigné ainsi un état pathologique congénital ou
précocement acquis de la motilité, caractérisé par
une exagération des réflexes tendineux, l'absence,
l'indifférence, l'inversion de la réaction motrice normale, de la syncinésie, de la maladresse des mouvements volontaires et enfin par une hypertonie musculaire diffuse (paratonie). La paratonie se traduit, dit
M. Dupré, par l'impossibilité de réaliser volontai-
rement la résolution musculaire. Or Dupré rapporte
ce syndrome à une insuffisance du faisceau pyramidal, soit qu'il s'agisse d'une agénésie essentielle

(1) Dupré et Merklen. Débilité motrice dans ses rapports avec la
débilité mentale et l'insuffisance pyramidale du premier âge. Congrès de Nantes 1905.

de ce faisceau, soit qu'il s'agisse d'une agénésie acquise par une encéphalopathie du premier âge.

Le signe de Maillard serait donc pour M. Dupré,
une manifestation paratonique. Nous essaierons, à
l'aide de nos observations, d'interpréter le signe de
Maillard et de voir s'il convient de le rattacher à la
docilité musculaire que crée la suggestibilité, ou à la
paratonie de M. Dupré.

Nous n'avons pas parlé au cours de cet exposé, de
l'état des réflexes lumineux dans la demeure précoce.
Nous n'avons pas non plus pratiqué leur recherche
dans nos observations. La recherche du signe d'Argyll est courante en clinique, mais c'est une recherche grossière qui pourrait ensuite, au point de vue
scientifique, donner lieu à des résultats erronnés. Il
faut en effet éliminer dans l'observation du signe
d'Argyll, le réflexe à l'accomodation (le signe d'Argyll, consistant dans la dissociation des deux réflexes,
à l'accomodation et à la lumière) en demandant au
malade, d'accomoder à l'infini. On ne peut pas toujours obtenir cela des malades ordinaires qui com-
prennent mal ; on peut moins encore l'obtenir des déments et surtout des déments d'humeur négative.
Dans ces conditions, le seul procédé scientifique con-
sisterait à opérer dans la chambre noire, en maintenant l'œil d umalade ouvert, et à projeter brusquement, à l'aide d'une loupe, un faisceau lumineux
sur sa pupille. Cela nécessiterait une installation spéciale que les ressources modestes d'un asile ne com-

portent pas. Il conviendrait en outre, pour être complet, de rechercher aussi en dehors de la mydriase
et du myosis, la congestion de la papille ou sa décoloration dont la recherche et l'appréciation deman-
dent des compétences spéciales. Ce ne sont pas là
des examens de clinique psychiatrique courante. C'est
pour cela que nous ne les avons pas faits dans notre
travail. Nous nous bornerons à signaler les résultats,
d'ailleurs assez dicordants de :

Sérieux et Masselon (1902)

Inégalité pupillaire, 37 % des cas.

Trouble du réflexe à la lumière, 77 % des cas.

Trouble du réflexe à l'accomodation, 78 % des cas.

Déformation pupillaire, 41 % des cas.

Dilatation pupillaire, 53 % des cas.

Deny (1904)

Diminution du réflexe à la lumière, 58 % des cas.

Diminution de l'accomodation à la distance, 41 %
des cas.

Inégalité pupillaire, 50 % des cas.

Mydriase, 76.9 % des cas.

Myosis, 5 % des cas.

Blin (1905)

Congestion de la papille, 36.8 % des cas.

Mydriase, 30 % des cas.

Inégalité pupillaire, 29 % des cas.

Décoloration de la papille, 25.3 % des cas.

Argyll, 17.24 % des cas.

Dissociation contraire à l'Argyll, 16.09 % des cas.

Myosis, 9.27 % des cas.

Dimintion des réflexes lumineux et d'accomodation, 80 % des cas.

CHAPITRE IV

Observations

Nous apportons ici quarante observations personnelles et inédites. Nous nous sommes attaché à ne choisir que les cas où la démence était assez nette pour n'être pas discutable. Nous avons essayé de fixer à l'aide des registres de la loi, des dossiers, et de nos renseignements personnels, à côté de l'état présent de ces malades, leur histoire clinique, depuis le moment où les troubles mentaux ont commencé à apparaître, soit qu'il aient été d'emblée démentiels, soit qu'ils aient consisté en psychoses variées, (manie-mélancolie, etc.) ayant évolué directement ou du fait de leur répétition, vers la démence, survenue, suivant les cas, plus ou moins rapidement.

OBESERVATION PREMIERE

(Hébéphrenie)

B... R... est âgée de 22 ans, son premier internement remonte à sept ans : à l'âge de quinze ans, elle présenta une crise d'excitation avec *hyperactivité*, désordre de la tenue, impulsions violentes. Bientôt à l'inverse des maniaques, malgré la persistance de l'agitation on la vit s'abstraire de plus en plus de ce qui l'entourait ; l'attention automatique diminua, elle avait de la stéréatypie des gestes, se déshabillait sans cesse. Malgré cela les facultés intellectuelles semblaient conservée et la mémoire était intacte.

L'état général devint mauvais et l'on constata des signes de tuberculose pulmonaire au sommet. On institua le traitement approprié, on fit de la révulsion; peu à peu l'agitation diminua et la malade augmenta de poids en même temps que son état mental se rapprochait de la normale. Elle quitte l'asile cinq mois après, complètement guérie en apparence. Cette jeune fille reprit le cours de ses études interrompues.

Elle se montra très travailleuse ; au lycée on la comptait parmi les plus brillantes élèves de la classe préparatoire à l'Ecole de Sèvres, lorsqu'un surmenage intensif la conduisit de nouveau à l'asile.

Le délire survint brusquement, lors d'une visite ministérielle à la localité où se trouvait Rose... B...

Elle appartenait à une famille honorable, sa mère veuve d'un officier avait 3 enfants à élever et la jeune fille désirait ardemment aider pécuniairement sa mère par son travail. Elle se précipita aux pieds du ministre au milieu de la réception officielle costumée avec l'uniforme de son père mort, et sollicita un se-

cours du gouvernement pour sa famille dans la gêne.

En même temps, elle fit une tentative de suicide et
se jeta dans un puits.

L'agitation reparut s'accompagnant d'bnubilation
légère des facultés mentales avec obtusion du sens
moral, désordre de la tenue, érotisme, maniérisme,
langage ordurier.

3 mois après la confusion a encore augmenté, la
malade est gâteuse et malpropre.

Octobre. Elle est plus calme, mais elle demeure
dans une inertie stupide avec des attitudes démen-
tielles.

En 1909. L'excitation reparaît de temps à autre,
attitudes stéréotypées, négativisme, démence totale.

En avril 1910, la malade parait se réveiller un peu.
A un moment, elle eut de la conjonctivite double sup-
purée. Les signes de démence semblent moins ac-
centués. La malade prend soin de sa personne, mais
reste apathique, elle sort en congé d'essai en juillet.

Rechute cinq mois après. La malade est toujours
internée. C'est une des démentes précoces dont la
déchéance intellectuelle est la plus marquée.

Le gâtisme est complet. L'excitation est presque
constante. Elle se répand en mots orduriers qui sont
prononcés sous forme d'exclamation, de phrases entre-
coupées, dont les mots sont groupés sans ordre. Impulsions violentes. L'état général est bon. Eczéma de
la tête. Signes de dégénérescence physique nombreux et très prononcés.

EXAMEN DES RÉFLEXES

Réflexes tendineux. — Rotuliens : Exagérés :
Achilléens : Légèrement exagérés ; Tricipal, Bicipital,
faiblement exagérés.

Réflexes cutanés. — Abdominaux : Face interne de
la cuisse, très diminués.

Plantaire, flexion accentuée du pied et des orteils.

OBESERVATION II

(Catatonie)

Madame B... est âgée de 27 ans.

Cette malade fut internée une première fois en
1905, cette première affection mentale survint à la
survint à la suite d'un accouchement.

Au début, elle était surexcitée en même temps qu'un
peu confuse et inconsciente .On remarqua des tendances impulsives. Le fond délirant était très légèrement anxieux.

Une idée obsédante l'absorbait, celle de l'enfant
qu'elle avait abandonnée : Elle devint bientôt très
anxieuse et refusa de s'alimenter.

Cette période mélancolique dura peu, mais la malade très amaigrie contracta une bronchite, et des signes de congestion du sommet se manifestèrent au
poumon droit. Les pointes de feu et la suralimentation
amenèrent un arrêt dans l'évolution de la tuberculose.

L'amélioration mentale se fit progressivement et Mme B... quitta l'asile après six mois de séjour.

Après une nouvelle grossesse en 1912 les troubles mentaux se reproduisirent, consistant en de l'excitation avec désordre du langage et des actes : On constata alors chez elle l'existence de troubles sensoriels multiples ; hallucinations diverses. La malade était confuse et désorientée.

Souvent agitée et violente la malade devint rapidement gâteuse.

Actuellement, Mme B... est complètement indifférente à tout ce qui l'entoure. Elle reste silencieuse, si on ne lui adresse pas la parole. Pressée de questions, elle y répond d'un air distrait par une phrase stéréotypée. « Je veux aller au jardin ». Elle se lève sans cesse comme pour sortir. Et lorsqu'on l'y invite, elle se rassied, l'œil atone, sans comprendre ce qu'on lui dit.

Le souvenir de ses enfants et de son mari est impuissant à susciter en elle une expression de regret, c'est bien l'inémotivité et l'inactivité et la démence précoce. On constate qu'il existe du négativisme, le barrage de Krœpelin ; pas de troubles de la sensibilité.

EXAMEN DES RÉFLEXES

Réflexes tendineux. — Rotuliens : Exagérés ;
Signe de Maillard : La jambe brusquement jetée

en avant redescent lentement puis s'arrête avant d'être retombée dans la verticale.

Achilléens : Exagérés, tendance au signe de Maillard, le pied revient lentement vers la position primitive sans la retrouver tout à fait.

.Tricipal : Normal.

Bicipital : Exagéré (signe de Maillard se manifeste avec la même netteté qu'au membre inférieur).

Réflexes cutanés. — Abdominaux, face interne cuisse : Normaux ; Plantaire : en flexion.

OBSERVATION III

(Hébéphrenie)

Mlle G... est âgée de 27 ans, elle est entrée à l'asile, il y a trois ans, présentant un état hallucinatoire avec troubles sensoriels divers.

Elle avait alors des idées de culpabilité répétant sans cesse : « J'ai beaucoup à me reprocher ». Elle se croyant persécutée et manifestait aussi quelques préoccupations hypocondriaques. A ce moment-là, déjà on constatait des troubles profonds de la mémoire et de la diminution des sentiments affectifs.

En 1911 on constatait un affaiblissement considérable des facultés mentales. Sitiophobie.

Actuellement Mlle G... est entièrement démente. Elle est habituellement surexcitée.Verbigération constante de couleur mystique. Elle a une voix chantante et monotone de petite fille, elle a des expressions enfantines et ses paroles sont absolument incohérentes. Indifférente à tout, elle est absolument incapable d'aucun travail.

EXAMEN DES RÉFLEXES

Réflexes tendineux. — Rotuliens : Très marqués, projection en avant assez lente (négativisme) ;

Achilléens : Plus marqués à gauche, faiblement exagérés.

Membre supérieur : Bicipital, tricipital, très net, mais la projection soit en flexion, soit en extension est lente.

Réflexes cutanés. — Abdominaux, très diminués ;

Excitation de la face interne de la cuisse : Ne produit rien.

Plantaires : Excitation légère ne produit rien ;

Excitation forte, donne une légère extension des orteils.

OBSERVATION IV

(Paranoïde)

Mme S... est âgée de 43 ans. Elle est pensionnaire de l'asile depuis 7 ans. Lorsqu'elle est entrée elle présentait un délire incohérent avec idées de persécution confuses, une légère excitation, des troubles sensoriels divers.

L'absurdité des propos augmenta encore, bientôt l'on assista à la disparition complète des sentiments affectifs. Actuellement cette malade est démente, entièrement indif-

férente à tout ce qui l'entoure, elle rit niaisement, puérile, débraillée. Elle prononce des mots sans suite, ne
finit jamais ses phrases, ayant souvent des allures enfantines, d'autres fois elle est grossière et menaçante. Elle
est incapable d'aucun travail.

Verbigération constante. La malade est encore hallucinée, on démêle dans ses propros quelques idées de
grandeur, des néologismes. « Il a fallu transfigurer le gen-
re humain, c'est par la lecture, la clavicule de la lecture... Je suis assez riche, j'ai un hôtel de toute espèce de
choses — bien vivre et ne rien faire... »

Voici les résultats de l'examen de ses réflexes :

Réflxes tendineux. — Rotuliens : Exagérés. Signe de
Maillard à gauche.

Achilléens : Négatifs à droite, exagérés à gauche.

Tricipital : Normal.

Bicipal : Exagérés à gauche, signe de Maillard.

Réflexes cutanés. — Abdominaux : Exagérés à droite.
Nul à gauche ; Face interne de la cuisse : Normaux à
droite, nuls à gauche.

Plantaires : En flexion (exagérés).

OBSERVATION V

(Hébéphreno catatonie)

Mlle F... est âgée de 25 ans. Après une contrariété, il
y a trois ans elle est subitement entrée dans le mutisme
le plus complet.

Antérieurement à la maladie actuelle, cette jeune fille

avait eu des crises d'hystérie dont un médecin nous a rendu compte. Elle présente des traces de dégénérescence physique.

En 1912 la malade est toujours aussi silencieuse, inactive ; lorsqu'on lui adressa la parole elle sourit niaisement, ou se met à pleurer. Négativisme. Gâtisme. Catatonie ; la démence est totale, la malade est inapte à tout travail.

EXAMEN DES RÉFLEXES

Réflexes tendineux. — Rotuliens : Faiblement exagérés Signe de Maillard.

Achilléens : Nets ; tendance au signe de Maillard.

Poignet : Exagérés.

Tricipital et bicipital : Normaux.

Réflexes cutanés : Abdominaux, face interne de la cuisse : Normaux.

Plantaire : En flexion.

OBSERVATION VI

(Paranoïde)

D... a de lourdes tares mentales dans sa famille, son frère est dément précoce et interné.

Le début de son affection mentale remonte à l'année 1891. On le considéra alors comme débile ayant des hallucinations diverses, principalement de l'ouïe, sur lesquelles il échafaudait un délire de persécution. De temps à autre il présentait des phases d'excitation. Sous l'influence

de son délire des idées mélancoliques le dominèrent et il
tenta de se suicider en se faisant écraser par un tramway.

En 1893, lorsqu'il entra à l'asile, la dépression était intense, le malade parlait languissamment, avec une grande
lenteur. Il avait des préocccupations hypocondriaques,
et se croyait une maladie de la moelle épinière. On constatait chez lui du bégaïement, des tics, des habitudes soli-
taires. Erotique, ce malade avait tenté de violer sa
sœur.

Un an plus tard, les troubles de la cœnesthésie sont
intenses. Une sensation de gêne hypogastrique constante
lui fait croire que son ventre renferme un fœtus, et il
répète continuellement : « Je suis enceint de 8 mois. »
Sitiophobie.

En 1895, le malade a de fréquentes hallucinations visuelles. Il assiste à des scènes terrifiantes, il est agressif,
violent, impulsif. Il persiste à se croire enceint et prétend ressentir les douleurs de l'enfantement.

L'affaiblissement intellectuel s'affirme de plus en plus
dans ses conceptions délirantes ainsi que dans son mode
d'existence.

L'impulsivité persiste et dans ses périodes d'agitation
D... monte sur les tables, supplie, menace et s'arme de
pierres dont ses poches sont remplies, qu'il lance à la
tête de ceux qui l'entourent.

EXAMEN DES RÉFLEXES

Réflexes tendineux généralement exagérés.

Réflexes cutanés. — Abdominal et crémastérien : Normaux :

Plantaire : Diminué.

OBSERVATION VII

(Paranoïde)

K... est entré à l'asile de Braqueville en 1910. Il était transféré de la Seine, où il était interné depuis 1910. Ce malade est un Egyptien, ancien employé de commerce. Lorsqu'il fut amené au dépôt, à Paris, il était en état de vagabondage. Il avait quitté l'Angleterre depuis près d'un an, de là il alla en Suisse et, enfin, en France, pour échapper aux ennemis qui le poursuivaient. Lorsqu'il fut arrêté il déclara aux médecins qu'on l'hypnotisait et l'électrisait. Il entendait des voix qui lui disaient de tuer le premier passant et de se tuer. Le fonds délirant était polymorphe ; à côté de ces idées de persécution il faut noter alors quelques préoccupations hypochondriaques, un délire mégalomaniaque absurde. Les troubles sensoriels sont nombreux et consistent en hallucinations de l'ouïe, de la vue, de l'odorat de la sensibilité générale. On lui fait voir de grands personnages qui lui disent : « Tu seras Dieu ! » D'autres fois on le menace de lui arracher les yeux.

Cet état hallucinatoire persiste encore, quoique très atténué. Actuellement il parle peu, l'indifférence morale est profonde, il n'y a plus trace de sentiments d'affection à l'égard de, sa famille. Il conserve longtemps les attitudes provoquées ; raideur catatonique.

EXAMEN DES RÉFLEXES

Réflexes tendineux. — Rotuliens : Contraction nette du crural, la projection est lente, souvent même ne se produit pas, par suite de la contraction des fléchisseurs antagonistes ;

Achilléen : Exagérés ;

Tricipital et Bicipital : Normaux.

Réflexes cutanés. — Abdominaux : Très nets ;

Crémastériens : Normaux ;

Plantaires : Extension.

Réflexes d'automatisme médullaire. — Signes de Babinski, Remak et Gordon : positifs.

OBSERVATION VIII

(Catatonie)

Mme D... est âgée de 45 ans, elle est entrée à l'asile, en 1905, après avoir séjourné huit mois dans une maison de santé privée.

Au début de son affection mentale, elle présente de l'excitation maniaque avec verbigération, impulsions violentes. Elle avait alors quelques troubles sensoriels, surtout des hallucinations de l'ouïe. Après trois mois d'isolement ces symptômes d'agitation motrice et verbale disparurent remplacés, au contraire par l'inertie, la lenteur de l'idéa-

tion, l'indifférence émotionnelle. La déchéance intellectuelle fut très rapide, la malade reste inactive, absolument dépourvue d'idée active, présentant de l'obtusion
voisine de l'état stuporeux en apparence. Gâtisme fréquent,
négativisme. Cyanose très marquée aux membres supérieurs et inférieurs. Au niveau des mains on constate de
l'infiltration des tissus produisant un pseudo-œdème,
analogue à la « main succulente ».

EXAMEN DES RÉFLEXES

Réflexes tendineux. — Rotuliens : Exagération considérable dissimulée par le négativisme. Retrait du membre
très lent, en saccades. La deuxième fois la projection en
avant ne se fait plus, modalité particulière du signe de
Maillard ;

Achilléens : Très exagérés ; signe de Maillard à gauche.
Poignet, Biceps et Triceps : Très exagérés ;
Signe de Maillard au membre supérieur.

Réflexes cutanés. — Abdominaux : Normaux, presque
exagérés ;

Face interne de la cuisse : Normaux ;
Plantaire : Existe.

OBSERVATION IX
(Catatonie)

Mlle C... au premier abord semble être une vieille démente. Elle a 55 ans et porte un peu plus que son âge
avec son front ridé, couronné de cheveux blancs.

Elle est toujours d'humeur irritable et se parle à la

troisième personne. Elle est internée à Braqueville depuis huit ans, mais la majeure partie de sa vie s'est écou-
lée loin des rivages de la saine raison. Vers quinze ans
elle eut un premier accès d'aliénation, dont elle sembla
guérir. Cette jeune fille fut envoyée dans un pensionnat
où elle resta deux ans. Elle rechuta ensuite et resta folle.
Sa mère la garda auprès d'elle, l'entourant d'une surveillance étroite. A la mort de celle-ci on dut l'interner.

Mademoiselle C... est gâteuse, malpropre, elle parle
seule, tenant des propos incohérents. A toutes les questions posées elle bredouille : je ne sais rien, ou, non. Le
négativisme est très accentué. Il semble qu'elle ait tota-
lement oublié sa famille. Certains jours, elle est surexcitée, alors elle ne cesse de marcher en répétant sans
cesse le même mot : « Au paradis ! Au paradis !... »
On est obligé de l'arracher à sa solitude pour la faire
manger.

Cependant la surveillante nous dit que de temps à autre, elle l'a vue s'améliorer au point de vue mental. C'est
dans ces moments-là qu'elle a raconté sa jeunesse, des
scènes de couvent, des détails concernant sa famille.

Ces instants de lucidité sont brefs et la malade retombe
ensuite dans l'inertie et la stupidité.

EXAMEN DES RÉFLEXES

Réflexes tendineux. — Très exagérés. Retrait brusque.
Réflexes cutanés. — Abdominaux : Existent très nets.
Face interne : disparu.
Plantaires : Diminués.

OBSERVATION X

(Paranoïde)

F... âgée de 38 ans.

Le début de l'affection mentale que présente cette malade remonte à 12 ans environ..

Elle se signala d'abord par des attitudes bizarres, une tenue excentrique. Bientôt apparurent des idées de grandeur absurdes. Elle était alliée à la famille de l'empereur de Russie qui lui faisait de magnifiques présents. Mais grâce à ces alliances illustres, elle était persécutée et supportait les pires injures des ennemis de la famille royale de Russie.

A son entrée à l'asile, il y a trois ans, la malade était déjà très incohérente dans ses propos. A l'heure actuelle ils sont incompréhensibles. Elle est très hallucinée. Rit continuellement ou se fâche avec des êtres imaginaires. Stéréotypie des gestes. Elle frappe continuellement un point de sa tête où les cheveux sont rasés par le frottement. Malpropre, cette malade a souvent des impulsions violentes. Négativisme très marqué.

EXAMEN DES RÉFLEXES

Réflexes tendineux. — Rotuliens : Fortement exagérés.

Achilléens : Exagérés, surtout à droite. Membre supérieur : légèrement exagérés.

Réflexes cutanés. — Existent. Normaux.

OBSERVATION XI

(Hébéphreno catatonie)

Mme D... est âgée de 42 ans. Elle est entrée à l'asile
en 1893. On relève des tares héréditaires directes dans
ses antécédents, sa mère était excessivement nerveuse
presque relevable de l'internement. Elle eut un premier
accès d'aliénation mentale deux ans auparavant, après un
accouchement. Dans son enfance, elle avait eu des accidents cérébraux très graves à la suite d'une fièvre typhoïde.

Elle devint subitement violente en mai 1893, frappant les
personnes qui l'entouraient, essayant de se jeter par la
fenêtre. Le fond délirant était triste, elle refusait toute
nourriture, très hallucinée, elle présentait aussi des troubles cenesthésiques qu'elle interprétait en disant qu'elle
sentait des crapauds et des serpents dans ses intestins.
Elle voyait aussi des chevaux qui se battaient. A ce moment-là cette malade était intoxiquée car depuis quelque
temps après des revers de fortune elle avait fait des excès
de boisson.

L'amélioration se fit rapidement par suppression de
l'alcool et quinze jours après son entrée à l'asile, Mme
D... se croyait guérie. Les règles de la malade étaient
supprimées.

Dans le cours du mois à l'époque où la menstruation
aurait dû avoir lieu, l'agitation reparut avec anxiété et la
malade tenta encore de se jeter par la fenêtre.

Après trois jours ces accidents disparurent pour se re-
produirent un mois après.

Elle demande qu'on la tue !... refuse de s'alimenter.
Après une semaine la malade plus calme, les idées devinrent obsédantes disparurent et elle s'occupa à la buande-
rie de l'asile. Les règles se rétablirent pendant le mois
suivant.

En 1894, au mois de février (cinq mois plus tard), elle
tombe dans la stupeur, au moment de la période mens-
truelle; on constate une ascesnion brusque de la tempé-
rature pendant cinq jours. Les mêmes phénomènes apparurent en mars, à la même époque, mais ne persistèrent
que deux jours.

En 1895, les accès mélancoliques se firent de plus en
plus rares. La malade dans leur intervalle *est douce* et
très laborieuse. En mars 1895, accès de dépression avec
stupeur, sitiophobie, mutisme, ascension de la tempéra-
ture (durée : 3 jours, pendant la menstruation).

La malade resta hallucinée pendant 3 ans, malgré un
léger affaiblissement intellectuel, elle se montrait ou-
vrière habile à l'asile.

En 1898, subitement, sans intoxication d'aucune sorte,
elle devint irritable et menaçante. A cette période d'excitation qui fut correcte succéda une démence profonde avec
gâtisme, inactivité, inaffectivité complète.

EXAMEN DES RÉFLEXES

Réflexes tendiment. — Rotuliens : Exagérés.
Achilléens : Normaux.

Tricipital et Bicipital : Exagérés, phénomène analogue au signe de Maillard, pour le membre inférieur.

Réflexes cutanés. — Abdominaux, face interne cuisse : Normaux.

Réflexes d'automatisme médullaire. — Signe de Babinski : On peut provoquer le signe de Gordon et le signe de Remak.

OBSERVATION XII

(Hébéphreno catatonie)

Mme B... est âgée de 37 ans ; elle entra à l'asile il y a 10 ans ; il y avait plusieurs années qu'elle était déséquilibrée, mystique et érotique. Ses parents, qui ne la croyaient pas folle, exerçaient une surveillance étroite autour d'elle. A la suite de plusieurs fugues, ils durent se résoudre à l'interner.

Elle abandonna une première fois son domicile en s'échappant après avoir sauté par la fenêtre, et on la retrouva dans la campagne à 8 kilomètres de son village, sale, désordonnée ; elle refusait de changer de linge, elle détestait son père et sa sœur. Hallucinée, la nuit elle jetait des cris d'éprouvante, et sa mère devait rester auprès d'elle pour la ramener.

A l'asile, la malade es ttrès incohérente ; stéréotypie des mots, sitiophobie. Elle est très agitée. Quatre mois plus tard, l'affaiblissement mental est très manifeste, perte de sentiments affectifs, stéréotypie des gestes. En

1905, coprolalie, réactions violentes, désordre extrême des actes, gâtisme, démence profonde.

En 1912, la malade est entièrement désorientée. Lorsqu'on lui demande son âge, elle répond : 20 mois. L'agitation est incessante. Démarche bizarre sur la pointe des pieds, les jambes écartées ; après quelques pas elle se jette brusquement de côté et éclate de rire. Ton chantant, paroles prononcées du bout des lèvres, vie végétative.

EXAMEN DES RÉFLEXES

Réflexes tendineux. — Rotuliens : Exagérés.

Achilléens : Très exagérés surtout à droite.

Tricipital Bicipital : Exagérés.

Réflexes cutanés. — Abdominaux : Augmentés à droite, diminués à gauche.

Face interne de la cuisse : Augmentés à droite, normaux à gauche.

Réflexes plantaires. — A droite : très diminués, le cinquième orteil seul est en flexion légère ; à gauche : diminués ; les 4 orteils, le pouce excepté, sont en flexion légère.

OBSERVATION XIII
(Paranoïde)

Cette jeune fille est entrée à l'asile présentant des phénomènes de suggestibilité, le sommeil hypnotique était très facile. Elle avait alors quelques idées de persécution consistant en idées de jalousie au sujet de sa sœur, avec interprétations délirantes nombreuses. Cependant les troubles sensoriels existaient, consistant en hallucinations de l'ouïe. L'indifférence affective était complète. Actuellement, en 1912, après être restée assez calme pendant quelque temps, où la malade s'occupait à la couture, une période d'excitation s'est produite à l'issue de laquelle les facultés intellectuelles semblent être très obscurcies. Le négativisme est intense, raideur catatonique, sitiophobie, violences, stéréotypie des mots, gâtisme complet.

EXAMEN DES RÉFLEXES

Réflexes tendineux. — Rôtuliens : Exagérés, la contracture retient le membre et l'on sent en arrière une contraction très nette des fléchisseurs qui empêche la projection du membre en avant.

Achilléens : Exagérés.

Membre supérieur très net.

Réflexes cutanés. — Abdominaux : Conservés.

Face interne de la cuisse : Supprimés.

Plantaires : Diminués (en flexion). ·

OBSERVATION XIV

(Hébéphreno catatonie)

R... A... Cette malade est âgée de 41 ans. Elle eut un premier accès d'aliénation mentale à l'âge de vingt-trois ans, en janvier 1893.

Elle a une cousine qui est aliénée. Son instruction était incomplète ; d'intelligence très médiocre, elle tomba malade à l'occasion d'un amour contrarié. Il y a lieu de croire que ce sentiment était déjà une manifestation de sa maladie. Elle n'avait fait qu'entrevoir un jeune homme qui alla plus tard à Paris, aucune conversation ne les avait réunis et dans ses crises d'excitation elle ne pensait qu'à lui et voulait le rejoindre. Hallucinations visuelles. Tentatives de suicide, mélancolie. La malade est souvent déprimée. Elle s'alimente difficilement à l'asile. Après trois mois de séjour, on la rend à sa famille, très améliorée.

Dix ans plus tard une récidive se produit. La malade se plaint de violentes douleurs de tête. Elle ne reconnaît pas sa mère et ses sœurs. Un jour elle fait une fugue qui dure touta la journée, se promenant au hasard, à la recherche, dit-elle, d'un médecin pour la soigner.

A l'asile, sur un fonds mélancolique, on relève à l'examen mental des idées mystiques, avec une grande incohérence du langage. Nombreuses hallucinations.

Progressivement, les facultés mentales se sont abaissées. La malade parle très peu et les phrases qu'elle prononce sont incompréhensibles. Manque absolu d'initiative, gâtisme, inertie mentale complète.

Examen des Réflexes

Réflexes tendineux. — Rotuliens : Exagérés comme projection en avant, *signe de Maillard.*

Achilléens : Normaux.

Tricipital, Bicipital : Faiblement exagérés.

Réflexes cutanés. — Abdominaux : Diminués.

Plantaire : Faible flexion des orteils, flexion accentuée du pied sur la jambe.

OBSERVATION XV
(Hébéphreno catatonie)

M. M..., âgé de 19 ans, entre à l'asile en mai 1912, très excité. Sa mère raconte que son caractère très doux avait changé subitement, et que le malade était devenu rapidement insociable, que, depuis plusieurs jours, il avait des crises très violentes et brusques d'excitation, brisait tout ce qui se trouvait devant lui, puis redevenait calme, mais restait alors sombre et taciturne.

A l'asile nous le trouvons dans un état psychopathique caractérisé par une exaltation des phénomènes automatiques, avec diminution des associations d'idées volontaires. Il se produit chez lui des raptus soudains qui très rapidement le font passer des tentatives de violence aux tentatives de suicide. L'abolition des sentiments affectifs s'observe déjà. L'intelligence reste encore relativement conservée.

Dans ses antécédents, père mort neurasthénique, excès génitaux, excès de travail (travaux de nuit).

En octobre 1912, le sydrome catatonique apparaît : flexibilité cireuse, négativisme, stéréotypie des gestes avec alternatives de stupeur. Mutisme. La désagrégation intellectuelle s'esquisse. La mémoire et l'orientation sont mauvaises ; l'orientation est précaire. Masturbation fréquente.

EXAMEN DES RÉFLEXES

Réflexes tendineux. — Bicipital : Exagéré, signe de
Maillard.

Tricipital : Exagéré.

Rôtulien : Exagéré, signe de Maillard.

Achilléen : Exagéré.

Réflexes cutanés. — Abdominaux : Conservé.

Crémastérien : Disparu.

Plantaire : En flexion.

OBSERVATION XVI

(Paranoïde)

P... J., âgé de quarante-cinq ans. Interné en 1897 à la
suite d'un double meurtre. Transféré à l'asile en 1902.
Son certificat d'entrée porte :

Est atteint de délire chronique des persécutions avec
troubles sensoriels et réactions impulsives.

A ce moment-là on constate déjà un incohérence absolue de ses discours où surnagent des idées délirantes de
persécution. L'affectivité est très amoindrie.

En septembre 1904, la démence est complète, l'obtusion
affective est totale. Le malade ne s'intéresse à rien
mais reste très impulsif et très violent par intervalles.

En 1906, stéréotypie. Indifférence émotionnelle. Périodes stuporeuses.

En 1912, on se trouve en présence d'un dément total
chez lequel on retrouve encore des hallucinations nom-

breuses, notamment de l'ouïe. On note de l'incohérence des idées et des actes ; le malade est profondément plongé dans une vie absolument végétative, avec indifférence affective complète et stupeur. La santé physique est toujours parfaite.

EXAMEN DES RÉFLEXES

Réflexes tendineux. — Bicipital : Exagéré.

Tricipital : Légèrement exagéré.

Rôtulien : Exagéré.

Achilléen : Exagéré.

Réflexes cutanés. — Les réflexes abdominaux sont positifs, le crémastrien a disparu. Le réflexe plantaire se fait en flexion.

OBSERVATION XVII
(Hébéphreno catatonie)

D... F..., ce malade est entré à l'asile le 12 décembre 1896. Il était alors âgé de 24 ans, il présenta alors une crise d'excitation très violente qui motiva l'internement.

Déjà l'on constatait chez lui une diminution sensible des sentiments affectifs. L'indifférence est très marquée, il semble inconscient de ce qui se passe autour de lui, il est dépourvu de toute initiative.

Le mutisme s'installe et persiste très longtemps. Il semble bien cependant que le malade soit halluciné. L'affaiblissment mental est très marqué en 1907. Les troubles sensoriels sont fréquents et consistent principalement en des hallucinations de l'ouïe.

On a noté en mars 1911, que le malade ne répond à aucune des questions qu'on lui pose. Cependant il comprend fort bien ce qu'on lui dit. Négativisme, conservation des attitudes provoquées. Quelques impulsions. Parfois, il rit aux éclats sans motif aucun. Stéréotypie, indifférence absolue. Il s'occupe un peu par automatisme, mais il est incapable de la moindre besogne qui demande quelque application.

En janvier 1912, il est complètement dément, lorsqu'on le sollicite par de nombreuses interrogations, il émet quelques sons inintelligibles. Inertie, laisser-aller général, il boit son urine.

EXAMEN DES RÉFLEXES

Réflexes tendineux. — Rotuliens : Normal comme projection de la jambe en avant, mais elle revient très lentement à sa place (*Ebauche du signe de Maillard*).

Achilléens : Exagérés.

Tricipital, Bicipital : Normaux.

Réflexes cutanés. — Abdominal : Diminué.

Crémastérien : Normal.

Plantaire : Gauche, flexion légère; droite, rien.

OBSERVATION XVIII
(Hébéphreno catatonie)

.L... P..., âgé de vingt-trois ans, est entré à l'asile le 29 mars 1911.

L'intelligence de ce malade est très obtuse, au moment de son internement, au point qu'un praticien peu habitué à la médecine mentale faisait un certificat dans lequel il parlait d'idiotie non-congénitale.

Le certificat d'entrée porte L... P..., atteint de démence précoce à forme catatonique.

En janvier 1912, ce jeune homme se présente sous l'aspect suivant : la tête est inclinée en avant, le torse est animé d'un mouvement de balancement rytmique ; si on ne l'en fait sortir, il conserve cette attitude indéfiniment.

La flexibilité cireuse peut être manifestée par des poses cataleptiques, en opposition avec un état de négativisme qui le fait s'opposer aux changements de mouvements.

Il esquisse quelques gestes automatiques et regarde à la dérobée autour de lui, comme s'il avait peur.

Indifférence complète, défaut de spontanéité ; il faut insister beaucoup pour obtenir de lui quelques monosyllabes inintelligibles.

Nez épaté, asymétrie crânienne, angle auriculo-temporal exagéré. Cyanose des extrémités.

Nous trouvons les :

Réflexes tendineux. — Achilléens : Exagérés.

Rôtuliens : Très exagérés, *signe de Maillard.*

Poignet, Bicipital, Triceps : Tous les réflexes du membre supérieur sont très exagérés.

Réflexes cutanés. — Abdominaux, Crémastériens : Exagérés.

Plantaire : Flexion exagérée.

OBSERVATION XIX

(Hébéphreno catatonie)

B..., 37 ans, venu des asiles de la Seine. Interné en 1906. Transféré à l'asile en 1910.

1910. — Désorientation dans le temps et dans l'espace. Ne peut pas préciser l'année courante. Ne sait pas où il se trouve.

Automatisme : répète toujours les mêmes mots. Tendances catatoniques. Reste indéfiniment dans la même attitude.

Quand on l'interroge, il reste silencieux comme s'il réfléchissait, puis répond brusquement . oui, non, et retombe dans le mutisme.

Indifférence morale.

1911. — Toujours désorienté.

Il est venu ici pour « une maladie de tête ». La tête lui faisait mal.

Quelques impulsions, il est brusque dans ses mouvements, actes bizarres, désordonnées, sans utilité ; il reste très longtemps dans une position définie, puis brusquement il commet un acte bizarre, inattendu.

Indifférence morale très marquée.

Attitudes catatoniques.

En 1912. — Même état, tendance au négativisme, catatonie impulsions violentes fréquentes des déments précoces.

EXAMEN DES RÉFLEXES

Réflexes tendineux. — Rotuliens : très diminués à gau-che, disparus à droite.

Achilléens : Persistent, du membre supérieur, nor-maux.

Réflexes cutanés. — Abdominaux : Très exagérés.

Crémastériens : Très exagérés.

Plantaires : Disparus.

OBSERVATION XX
(Hébéphreno catatonie)

B... J..., est entré à l'asile le 15 mars 1904. Ce malade est un parisien qui fut interné dès l'âge de quinze ans.

Il arriva à Braqueville au mois de mars 1904 présen-tant un délire hallucinatoire. Ce malade présentait de nombreuses périodes d'excitation au cours desquelles des impulsions violentes le rendaient dangereux.

En décembre 1906, il fit une période de confusion men-tale avec nombreux troubles sensoriels.

En décembre 1909, ce jeune homme semble très abaissé au point de vue intellectuel. Il est complètement déso-rienté, tient des propos incohérents. « Il est venu ici par intérêt, en Extrème-Orient, à la guerre. » Flexibilité ci-reuse et conservation des attitudes provoquées. Malpro-pre, mal tenu, insensible au froid. Il a toujours des im-pulsions violentes. Caprolalie. Diminution de l'affectivité.

En mars 1911, le malade est toujours désorienté. Propos démentiels, catatonie, négativisme, mutisme intermittent.

En janvier 1912, ce jeune homme est toujours profondément abaissé au point de vue mental. Apathie, indifférence absolue.

A l'examen du malade on constate de la monorchidie droite avec cicatrice d'opération à gauche.

EXAMEN DES RÉFLEXES

20 Août. — *Réflexes tendineux.* — Rotuliens : Exagérés.

Achilléens : Exagérés.

Bicipital, Tricipital : Exagérés.

Réflexes cutanés. — Abdominaux : droite, disparus ; gauche, exagéré.

Crémastériens : Exagérés.

Plantaire : En flexion.

OBSERVATIOON XXI
(Paranoïde)

Le nommé D... P..., est entré à l'asile au mois de février 1892.

Ce malade a une hérédité lourdement tarée ; une de ses sœurs est bizarre; il a fait un séjour de quatre ans aux colonies.

A ce moment-là, ce jeune homme étudiant en pharmacie, présentait un délire de persécution très riche en troubles psycho sensoriels ; et particulièrement des hallucinations de l'ouïe très intenses. Ce délire était incohérent, bizarre, presque démentiel. De temps à autre, se produisaient des périodes d'excitation. Le malade présente alors des impulsions violentes ; il pratique l'onanisme. Pédérastie. Obunbilation intellectuelle marquée.

En octobre 1893, les propos sont incohérents, désordre des ; sitioplobie.

En 1904, on note un abaissement considérable des facultés mentales, le malade est complètement dément et il conserve des impulsions dangereuses.

En janvier 1910, tendances cataloniques, gâtisme intermittent, stéréotypie des mots.

En février 1912, le diagnostic de démence précoce est indubitable : catatonie, obnubilation intellectuelle profonde tenue malpropre, inactivité complète, cyanose des extrémités.

En mai 1912, le malade est complètement désorienté. Répétition automatique des mêmes mots et des mêmes gestes, indifférence morale absolue, catatonie.

Le 21 septembre 1912, le malade présente de la cyanose des extrémités.

EXAMEN DES RÉFLEXES

Réflexes Tendineux. — Rotuliens : Un peu exagérés. *Signe de Maillard.*

Achilléens : Diminués.

Tricipital : faiblement exagéré.

Bicipital : Normal.

Réflexes cutanés. — Crémastériens : Faibles.

Abdominaux : Normaux.

Plantaire : en flexion légère (diminué).

OBSERVATION XXII
(Hébéphrenie)

B... A..., est âgé de vingt-cinq ans, il est entré à l'asile le 22 mars 1909, c'est son deuxième internement.

Deux ans plutôt, il avait eu un première accès délirant. C'était alors un jeune homme d'aspect chétif, il présentait un fond mystique avec excitation violente et des réactions dangereuses qui motivèrent l'internement. Déjà on relevait en 1907 de la stéréotypie avec catatonie et mutisme.

Il reste onze mois à l'asile, sans que l'activité intellectuelle se ranime. Il est toujours dans le mutisme, stupide, il refuse de s'alimenter. Vie végétative. Malgré la persistance de la stéréotypie et du négativisme, son père le reprend.

En mars 1909, le malade est dans le même état, mais ses réactions violentes contre son entourage, motivent un nouvel internement. Mutisme, inertie motrice et inaffectivité.

En janvier 1912, le malade est toujours plongé dans le mutisme. Il prend des attitudes théâtrales qu'il garde indéfiniment. Le regard est fixe, brillant, il a de la verbigération impulsive qui manifeste des débris de délire.

Le diagnostic du début de démence précoce s'affirme.

Examen des Réflexes

Réflexes tendineux. — Rotuliens : Exagérés. *Signe de Maillard.*

Achilléens : Exagérés.

Bicipital, Tricipital : Légèrement exagérés.

Réflexes cutanés. — Abdominaux : Diminués.

Crémastériens : Diminués.

Plantaire : En flexion nette.

OBSERVATION XXIII
(Paranoïde)

D. G..., âgé de trente ans. Transféré de l'asile de Ville-Evrard en 1908.

Le certificat immédiat, rédigé à l'asile clinique en 1905, porte : « Est atteint de dégénérescence mentale, avec hallucinations, idées de persécution, propos incohérents, actes désordonnés, excitation et violence. »

Son certificat à fin de transfert, rédigé en 1908 par le Dr Sérieux, porte : « Est atteint de démence précoce avec agitation presque permanente ; impulsions dangereuses.

A son entrée à l'asile de Toulouse, Juin 1908, on établit le certificat suivant : « Est atteint de démence précoce, avec catatonie, stéréotypie, négativisme ; logorrhée incohérente ; déchire des effets ; excitation confuse. »

En 1912, nous nous trouvons en présence d'un individu présentant une déchéance accentuée des facultés mentales. Le malade s'excite fréquemment. Son obtusion affective est absolue. La tenue est toujours négligée. Le malade adopte facilement les attitudes catatoniques. Accès de mutisme intermittents.

La santé physique paraît excellente.

EXAMEN DES RÉFLEXES

Réflexes tendineux. — Bicipital et tricipital : Sont bien marqués.

Rotulien Exagérés.

Achilléen : Exagéréés.

Réflexes cutanés. — Abdominal : Positif.

Crémastérien : Positif.

Plantaire : En flexion.

OBSERVATION XXIV
(Paranoïde)

S... est entré cette année à l'asile, présentant des idées délirantes peu systématisées de persécution s'accompagnant de troubles sensoriels, quelques hallucinations visuelles, de nombreuses hallucinations auditives.

Il se croyait la victime de manœuvres de sorcellerie dirigées par son ancien patron. Il avait dépensé en vain 200,000 francs pour se défendre de ses envoûtements.

Mais en écartant de lui le fluide magique de ces tentatives criminelles il avait causé la mort d'un innocent.

Il chercha alors à se soustraire par la fuite à ses ennemis.

Il fut arrêté pour vagabondage et resta trois semaines dans une maison d'arrêt. Les hallucinations sont très nombreuses.

Il y a quatre ans qu'il ressent des piqûres au cœur. On lui arrête la respiration. Il voit des lumières qui brûlent la vie.

Lorsqu'on essaye de faire préciser la cause de cette inimitié, le malade ne répond pas. Il est confus, désorienté.

Les facultés mentales, sont abaissées, l'affectivité a complètement disparu. Inactivité, on porte le diagnostic de démence paranoïde.

EXAMEN DES RÉFLEXES

Réflexes tendineux. — Rotuliens, achilléens : Exagérés. Tricipal et bicipital : Légèrement exagérés.

Réflexes cutanés. — Abdominaux : à droite très peu marqués, à gauche faibles.

Crémastériens : à droite très peu marqué, à gauche normal.

Plantaire : aboli.

OBSERVATION XXV
(Catatonie)

D... est entré à l'asile à l'âge de 24 ans.

Dès son entrée on nota un abaissement considérable des facultées intellectuelles. Il présentait des idées de grandeur avec exagération de la personnalité.

Il est désorienté, reste inactif, plongé dans la stupeur, tenant des propos incohérents. Le malade ne s'est plus modifié, la diminution de l'énergie mentale s'est accentuée. 12 ans après son internement il croit qu'il y a 1 heure qu'il est à l'asile. Si on l'interroge, il répond par des phrases absurdes aux questions posées. Néologismes, catatonie.

Actuellement, inconscience absolue, désorientation, activité purement automatique, il s'occupe aux corvées, il
conserve les attitudes dans lesquelles on le place. Le
malade est calme, sans impulsion.

La déchéance intellectuelle est très accentuée, perte
totale de la mémoire. Il n'a que vingt ans, l'inaffectivité
est très marquée.

On remarque en l'examinant de la cyanose des extrémités sans troubles trophiques :

EXAMEN DES RÉFLEXES

Réflexes tendineux. — Rotuliens, achilléens : Fortement
exagérés. Signe de Maillard.

Bicipal et tricipal : Exagérés.

Réflexes cutanés. — Abdominaux, crémastériens : abolis.

Plantaires : à droite en flexion, à gauche aboli.

OBSERVATION XXVI
(Hébéphreno catatonie)

D.. A.. fut l'objet d'un rapport médico-légal peu avant
d'entrer à l'asile en 1899. il s'agissait d'attentat aux mœurs.

Le médecin légiste conclut à l'irresponsabilité et rédigea
le certificat d'internement résumant ainsi son examen :
« Masturbation, dépression profonde, mutisme, sitiophobie, inconscience, défaut d'initiative.

L'activité intellectuelle se ralentit de plus en plus.

En 1912, ce malade est déprimé, répond par monosyllabes, et même une vie purement végétative ; il est docile, mais très abaissé.

En janvier 1910, D... sait à peine dire son nom. Il répond très difficilement et marmotte quelques mots inintelligibles à voix basse. Il reste indéfiniment à la même place, conserve les attitudes provoquées, l'indifférence morale est absolue. Il est habituellement déprimé, mais à cette période en succède une autre plus courte, où il est agité et se montre violent dans ses impulsions.

En 1912, l'orientation est très mauvaise. Le malade semble absolument étranger à tout ce qui l'entoure, automatisme, attitudes catatoniques, négativisme, mutisme, sitiophobie intermittente.

Le malade a, de temps à autre, des impulsions dangereuses.

Examen des Réflexes

Réflexes tendineux. — Rotuliens : Exagérés. Signe de Maillard.

Achilléens : Normaux.

Tricipital : Normal.

Bicipital : Exagéré. Signe de Maillard.

Réflexes cutanés. — Abdominaux : Diminués.

Crémastérien : Normal.

Plantaire : Flexion.

OBSERVATION XXVII
(Paranoïde)

J... F... est entré à l'asile en 1909, il était alors âgé de 26 ans.

On note dans ses antécédents héréditaires une sœur toute simple d'esprit devenue à sa mort complètement idiote aux dires de ses parents.

Ce jeune homme avait fait des études classiques prolongées, mais il ne put jamais obtenir sa baccalauréat ; on dut lui faire abandonner la poursuite de ce diplôme. Rentré dans sa famille il se montra tout de suite d'un caractère bizarre et ombrageux. Sa sœur se maria ; il prit souci de cet événement d'une façon morbide, supposant que son beau-frère allait le fruster d'une part de l'héritage paternel. Bientôt après les voisins eux-mêmes commencèrent à s'occuper de lui, à l'espionner, ils devinrent jaloux de sa fortune, dit-il.

Il prit parti lors des événements politiques de la crise viticole du Midi, il fit à cette occasion de nombreux excès alcooliques, et depuis lors, les symptômes pathologiques ne firent que s'exagérer chez lui, il devint insupportable à sa famille.

Lors de son entrée à l'asile on porta le diagnostic de débilité mentale avec des idées confuses de persécution, propos incohérents avec hallucinations de l'ouïe et réaction dangereuse.

Bientôt après la surexcitation des facultés, le langage se fit plus incompréhensible encore, puéril.

Un an plus tard, il était incapable de suivre une conversation. En 1911, on note la disparition complète de sentiments affectifs. En 1912. La démence est complète.

EXAMEN DES RÉFLEXES

Réflexes tendineux. — Bicipital et tricipital : Légèrement exagérés.

Rotulien : Exagéré.

Achilléen : Exagéré.

Réflexes cutanés. — Abdominaux : Diminués à droite, normaux à gauche.

Crémastériens : Normaux.

Plantaire : En flexion légère.

OBSERVATION XXVIII
(Hébéphreno catatonie)

Mme C... est entrée il y a trois ans à l'asile.

Elle était stagiaire à l'hôpital comme élève sage femme. Elle présenta alors une crise d'excitation violente avec grande incohérence des propos.

Bientôt l'agitation se calma progressivement, l'inertie mentale la remplaça. La malade s'enferma dans le mutisme. Complètement indifférente à ce qui l'entoure à l'heure actuelle elle est entièrement démente, ne répondant jamais aux questions qu'on lui pose. De temps à autre écholalie ; gâtisme.

De temps à autre cette malade présente des périodes de négativisme, elle mène une vie purement végétative.

Depuis trois mois des signes de tuberculose pulmonaire, auparavant stationnaires, s'activent de nouveau. La malade s'amaigrit d'une façon rapide, le dénouement fatal semble proche.

1913. Depuis quelques jours son état est encore plus précaire ; l'intelligence semble revivre un peu. La malade se reconnaît, cause. Mais l'inaffectivité reste absolue.

Examen des Réflexes

Réflexes tendineux. — Rotuliens : Exagérés.
Achilléens : Normaux.
Triceps et biceps : Normaux.
Réflexes cutanés. — Abdominaux : Exagérés.
Face interne de la cuisse : Exagérés.
Plantaires : Flexion.

OBSERVATION XXIX
(Hébéphrenique)

Mlle L... entre à l'asile en 1907 à 19 ans, pour la 3° fois. Elle tient des propos incohérents, désordonnée dans sa tenue et dans ses actes, riant aux éclats, sans motifs, ou pleurant sans chagrin. Elle venait de faire une fugue de long parcours. Elle avait abandonné ses parents à Lourdes sans aucunes ressources, et fut retrouvée à l'hospice de Mont-de-Marsan.

A l'asile, cette agitation motrice persista. La malade est de surveillance difficile, elle ne cesse de marcher d'un pas rapide dans le jardin. Elle parle peu et ses réponses sont incompréhensibles.

Au point de vue mental, elle est puérile, érotique et
grossière. Gâteuse par intermittences. Elle ne parle jamais de sa famille, ne travaille pas, elle est incapable de
s'ocuper même des plus élémentaires détails de toilette.

Deux ans plus tard une amélioration subite se produit, la malade travaille, écrit à sa famille et ne garde
qu'un souvenir très confus de ce qui s'est passé. La
malade est rendue à sa famille.

Mlle L... resta peu de temps chez elle, une nouvelle
crise l'a ramené à l'asile. Elle est de nouveau indifférente,
silencieuse et incohérente. Cette malade paraît se désin-
téresser entièrement de ce qui l'entoure. Elle ne s'occupe
pas et n'a aucun soin de sa personne.

Nous constatons des phénomènes de cyanose aux pieds
et aux mains.

Voici les résultats fournis par l'examen des réflexes :

Réflexes tendineux. — Rotuliens : Exagérés. Signe de
Maillard très net.

Achilléens : Faiblement exagérés.

Bicipital et tricipital : Très exagérés. Signe de Maillard des deux côtés, surtout marqué par l'excitation du
tendon du biceps.

Réflexes cutanés. — Abdominaux : Conservés.

Face interne de la cuisse : Diminués.

Plantaires : Diminués, flexion du pied.

OBSERVATION XXX
(Catatonie)

Mlle S... très récemment transférée de la Seine, âgée

de 37 ans, est une démente stupide. Elle est absolument inerte et ne parle jamais spontanément. A toutes les questions posées, elle répond : Je ne sais pas moi !... Elle est gâteuse, présente du négativisme. Cyanose des extrémités.

Réflexes tendineux. — Rotuliens : Exagérés.

Achilléens : Faiblement exagérés.

Tricipital : Très exagéré.

Bicipital : Très exagéré.

Réflexes cutanés. — Abdominaux : Exagérés.

Face interne de la cuisse : Normal.

Plantaires : Très diminués. (Flexion).

OBSERVATION XXXI
(Paranoïde)

Mlle D... âgée de 28 ans, est entrée à l'asile il y a un an, le 7 octobre 1911.

Cette jeune fille était alors très hallucinée, elle se croyait l'objet de l'aversion de son père qui tantôt avait essayé de l'empoisonner, tantôt cherchait à la violer. Idées délirantes multiples sans aucun lien, interprétations illogiques. Les voisins l'observaient, elle les entendait la nuit, ainsi que des enfants dans la chambre voisine de la sienne.

Quelques idées érotiques, exagérations de la personnalité, idées d'immortalité.

La malade a souvent des périodes d'excitation. Indifférence complète, inaffectivité ; incapable de se livrer à aucun travail. Insouciante, elle se trouve heureuse à l'asile ; rires continuels, puérilité.

EXAMEN DES RÉFLEXES

Réflexes tendineux. — Rotuliens : Considérablement exagérés, surtout à droite.

Achilléens : Normaux.

Biceps : Exagérés (lenteur du retrait).

Triceps : Légèrement exagérés.

Réflexes cutanés. — Abdominaux : Très diminués.

Face interne de la cuisse : Diminués.

Plantaire : à droite un peu diminué, à gauche nul.

OBSERVATION XXXII
(Catatonie)

Mme C... est entrée à l'asile alors que ses troubles mentaux évoluaient depuis quelque temps.

Elle gardait le silence et rien ne fut capable de l'arracher au mutisme. Aucun signe, aucune expression de physionomie ne nous fit croire qu'elle comprenait les paroles qui lui étaient adressées. Rires subits, sans motif, stéréotypie, gâtisme, attitudes bizarres, manque absolu d'initiative.

L'état de la malade ne s'est point modifié depuis lors et elle mène une vie purement végétative.

EXAMEN DES RÉFLEXES

Réflexes tendineux. — Rotuliens : Exagérés. Signe de Maillard.

Achilléens : Normaux.

Tricipital : Exagéré.

Bicipital : Signe de Maillard.

Réflexes cutanés. — Abdominaux, face interne de la cuisse : Normaux.

Plantaire : À droite : Abduction du petit orteil, réflexe croisé en extension.

A gauche : En flexion.

Lorsqu'on excite les muscles du mollet ou de la cuisse, il se produit le signe de l'éventail.

OBSERVATION XXXIII
(Catatonie)

Mlle C... est âgée de 35 ans.

Cette malade a eu une cousine-germaine internée dans un asile. On l'a internée, il y a dix mois. Voici quels sont les faits qui ont précédé la maladie actuelle. Fille d'un docteur, cette jeune fille avait dans sa famille, sinon une grande aisance, du moins la sécurité du lendemain. Le père mourut il y a un an environ et sa veuve ainsi que sa fille se virent brusquement plongées dans le dénuement Elles durent travailler pour vivre et l'on sait combien sont précaires les moyens d'existence des femmes qui n'ont point de véritable métier.

Mlle C... s'amaigrissait, devenait irritable.

Le 25 avril la chute d'une pile de vaisselle tombant à côté d'elle lui donna une violente émotion. Le lendemain elle eut une céphalée intense à la nuque. Le médecin

consulté la suralimenta. En même temps se développè-
rent des idées hypochondriaques, elle croyait avoir toutes
les maladies. Douze jours après, à la campagne, elle but
de l'eau oxygénée « pour se tirer le feu de dedans. » Dans
le tramway elle eut une crise d'hystérie, dont elle conser-
vait après, un vague souvenir. Le médecin provoqua le
lendemain une autre crise, en disant devant elle que s'il
voulait, il pourrait la mettre en crise. Le soir de ce jour,
tentative de suicide.

Au début de son internement, la malade se trouve dans
le mutisme, avec le facies anxieux ; de temps à autre on
entend quelques plaintes sourdes.

A ce moment des attitudes catatoniques se produisent,
rétention d'urines, sitiophobie, négativisme. Le refus de
nourriture persiste longtemps. La malade pressée de
questions, fait quelques réponses, qui permettent d'affirmer un état obsédant triste, avec idées de culpabilité,
idées mystiques. Elle est hallucinée de l'ouïe et cause avec
la Sainte Vierge en propos incohérents.

La malade s'amaigrit au point d'avoir l'aspect d'un
squelette ambulant. Elle reste immobile des journées en-
tières. Bientôt elle ne peut plus se lever. Stéréotypée des
mots : elle répète constamment : « Mais puisque je suis
morte, pourquoi ne m'a-t-on pas enterrée !... » Gâtisme
complet. L'état général est très précaire, les doigts des
pieds sont violacés, presque noirs, il semble que cette
cyanose des extrémités va entraîner la mortification des
tissus.

EXAMEN DES RÉFLEXES

Réflexes tendineux. — Rotuliens : Exagérés.
Achilléens : Exagérés.
Tricipital et Bicipital : Normaux.
Réflexes cutanés. — Abdominaux : Supprimés.
Face intérieure de la cuisse : Supprimés.
Plantaires : Flexion.

OBSERVATION XXXIV
(Hébéphréno catatonie)

A. P..., âgée de vingt ans. Elle est entrée dans la démence d'une façon rapide après avoir traversé un état mélancolique.

Au début, l'anxiété était profonde, avec troubles sensoriels, consistant surtout en illusions des divers sens que la malade interprétait. Elle était plongée dans une demi-stupeur dont elle sortait par de véritables raptus.

La sitiophobie a persisté très longtemps. Dès le début on a vu apparaître des attitudes catatoniques. La raideur est considérable. La malade passe des journées debout dans un coin, la tête légèrement inclinée, les coudes serrés contre le thorax, la figure contractée. Le mutisme est complet. Cyanose et œdeme des extrémités.

Aujourd'hui la maigreur est extrême, l'état général est précaire.

EXAMEN DES RÉFLEXES

Réflexes tendineux. — Rotuliens : Fortement exagérés.

Achilléens : Exagérés.

Membre supérieur : Les réflexes sont normaux.

Réflexes cutanés. — Abdominaux : Existent.

Face interne de la cuisse : N'existent pas.

Plantaire : En flexion nette.

OBSERVATION XXXV
(Catatonie)

Mlle B..., est âgée de 36 ans. Il y a deux ans, elle présenta subitement de l'excitation caractérisée par une grande incohérence des propos, s'accompagnant d'illusions multiples. En même temps cette malade fit plusieurs fugues impulsives.

On observa en même temps un état confusionnel hallucinatoire, intercalé avec des phases de stupeur. Mutisme, sitiophobie.

Quelque temps après la malade eut la fièvre typhoïde, ce qui ne modifia en rien son état mental.

L'incohérence du langage augmente, le gâtisme est permanent, de temps à autre des phases d'excitation la rendent dangereuses. Cyanose des extrémités.

Examen des Réflexes

Réflexes tendineux. — Rotuliens : Très exagérés.

Achilléens : Très exagérés.

Bicipital et tricipital : Très exagérés.

Réflexes cutanés. — Abdominaux : Exagérés.

Face interne de la cuisse : Exagérés.

Plantaire : Très diminués, flexion des deux derniers petits orteils.

OBSERVATION XXXVI
(Catatonie)

I... C... transféré de la Seine à Braqueville en 1906. Il était âgé de 29 ans.

Il y a six ans, le diagnostic de démence précoce s'affirmait déjà par le mutisme avec indifférence émotionnelle, l'inactivité habituelle, de laquelle il sortait brusquement pour se livrer à des violences impulsives. La forme était catatonique avec gâtisme.

Ce malade en 1910 est complètement désorienté dans le temps et dans l'espace. Il parle peu. Comment vous appelez-vous ?... Trammway. Depuis quand êtes-vous ici ?... Depuis l'année passée.

Les attitudes catatoniques persistent. L'activité automatique existe, il s'occupe un peu aux corvées du quarier. Vie végétative.

En 1912. Le malade est toujours aussi indifférent.

En quelle année êtes-vous né lui demande-t-on ?... En 117 !...

Pourquoi êtes-vous venu ici ?... Je ne sais pas !...

Examen du malade :

Stigmates physiques de dégénérescence très prononcés.

Asymétrie faciale, lobule auriculaire adhérent.

Voûte du palais ogivale. Négatisme, catatonie. Gâtisme, quelques impuleions ; semi-mutisme.

Examen des Réflexes

Réflexes tendineux. — Bicipital et tricipital : Exagérés.
Rotulien : Exagéré. Signe de Maillard.
Achilléen : Exagéré.
Réflexes cutanés. — Abdominal : Positif.
Crémastérien : Disparu.
Plantaire : Disparu.

OBSERVATION XXXVII
(Catatonie. Délire paranoïde)

D... L... est entré à l'asile le 12 novembre 1907. Il est
âgé de 37 ans.

Au début de son internement on porta le diagnostic de
confusion mentale, propos incohérents et excitation par
intervalles. Dans ces périodes d'agitaion, le malade avait
des impulsions violentes.

Les hallucinations auditives très nombreuses permirent
au malade d'élaborer un délire de persécution.

En mars 1908, on assiste à une phase d'intoxication
avec hallucinations de la vue, les impulsions persistent.

En septembre 1910. Le malade reste confus, toujours
halluciné, il est cependant assez docile.

En janvier 1911, le tassement intellectuel est très accentué. La désorientation est complète. Les souvenirs du malade ont presque disparu. Son attention est très difficile
à fixer. Impulsions bénignes et violentes, rires sans motifs, il danse, gesticule ou bien il s'enferme dans un mutisme obstiné s'accompagnant de négativisme. Il reste alors

indéfiniment dans la même position. attitudes catatoniques. La tenue est négligée. Il est plongé dans l'indifférence la plus complète : « Je ne sais pas pourquoi l'on m'a mis ici. » Quelquefois il répond aux questions qu'on lui pose par : Yes, Ya ! On lui demande s'il connaît l'anglais ou l'allemand et il répond : « Je ne sais pas.

EXAMEN DES RÉFLEXES

Réflexes tendineux. — Bicipital et tricipal : Normaux.
Rotulien : Exagéré.
Achilléen : Normal.
Réflexes cutanés. — Abdominal : Diminué.
Crémastérien : Normal.
Plantaire : Disparu.

OBSERVATION XXXVIII
(Hébéphreno catatonie)

O. G..., âgé de 20 ans. Enfant trouvé. Entré à l'asile en août 1912. Son certificat d'entrée porte : « Est atteint de psychose complexe caractérisée par du mutisme presque complet, des phénomènes d'opposition, des attitudes catatoniques ébauchées. »

L'affectivité de ce malade est complètement obscure. Le mutisme est obstiné. Les troubles de la sensibilité paraissent profonds. Le malade s'est un jour jeté sur un tas d'herbes sèches qu'on faisait brûler ; quelques secondes se sont écoulées entre le moment où l'acte a été commis et celui où on l'a retiré du foyer, d'où il ne bougeait pas.

Les brûlures étendues n'ont pas altéré l'impassibilité de sa physionomie. Le malade a fait, il y a quelque temps, une fugue très caractéristique. Il est sorti du dortoir sur les pas du veilleur de nuit, dévêtu, a franchi les murs de l'asile, la barrière de l'octroi (!) et a été trouvé au petit jour en chemise, dans un état de profonde indifférence et de quasi stupeur devant la porte de l'Hospice de la Grave où il avait été autrefois assisté.

Le négativisme de ce malade est extrême. On relève chez lui, des impulsions et des tendances à la violence. Il est profondément indifférent au milieu. Il accepte facilement les attitudes catatoniques.

EXAMEN DES RÉFLEXES

Réflexes tendineux. — Tricipital et bicipital : Exagérés.

Rotuleiens : Très exagérés, *signe de Maillard.*

Achilléen : Exagéré (Clonus).

Réflexes cutanés. — Abdominaux et crémastériens : Abolis.

Plantaire : Babinski, positif.

On peut provoquer le Gordon et le Rémak.

OBSERVATION XXXIX
(Paranoïde)

P. M..., 37 ans. Entré à l'asile en 1910. Venu des asiles de la Seine où il avait été interné en l'année 1905.

Son certificat d'entrée à l'asile clinique (1905) porte :

Dégénérescence mentale avec hallucinations, idées de grandeur et de persécution, excitation par intervalles.

Il entre à Ville Evrard en décembre 1905, et on rédige pour lui le certificat suivant : « Dégénérescence mentale avec idées délirantes polymorphes, idées confuses de persécution, hallucinations de l'ouïe, facultés probablement en voie de déclin. »

Lorsqu'il fut transféré à l'asile de Braqueville, en 1910, la démence était affirmée ainsi que le mentionne le certificat de transfert.

En 1912, on constate une certaine dépression ; l'état intellectuel est mauvais ; le malade n'est pas désorienté mais son degré actuel de capacité intellectuelle ne répond certainement pas à sa profession ancienne : (dessinateur aux chantiers de la Loire). Il ignore entre autres choses l'année de la proclamation de la 3e République. Il connait encore parfaitement la table de multiplication. Mais son affectivité est précaire ; cela surtout est net. Il est d'une indifférence morale à peu près absolue. On constate aussi la présence chez lui d'hallucinations épisodiques. Au point de vue physique, le malade est anémié, parce que grabataire depuis longtemps pour cause d'impotence fonctionnelle et présente tous les signes essentiels d'un tabes dont on avait dépisté le début à son arrivée à l'asile de Toulouse.

Troubles trophiques des extrémités.

Réflexes généralement abolis.

OBSERVATION XL

(Paranoïde)

S... E... 3 6ans, venu des asiles de la Seine où il avait
été interné en 1906. Transféré à l'asile de Toulouse en
1912.

Son certificat d'entrée à Bicêtre porte : « Est atteint de ·
dégénérescence mentale avec accès délirants. » Le malade
présentait alors des divagations ambitieuses. Il avait des
idées multiples de richesse et de grandeur. Il s'excitait
par intervalles, on notait chez lui des hallucinations visuelles et auditives. Il demandait une réunion de « constitu-
tionnels et d'Italiens qu'il voulait tuer à lui seul. Il était
fils d'empereur et devait être riche à milliards.

Son certificat de transfert 1912 (Dr Roubinovitch) porte : est atteint de démence précoce.

Ce diagnostic se confirme à l'asile de Toulouse où on
note à son entrée : « Affaiblissement intellectuel. Expression mono-syllabique et incohérente : Etat hallucinatoire
intense. Demi stupeur. Démence précoce. »

EXAMEN DES RÉFLEXES

Réflexes tendineux. — Bicipital, Tricipital, Achilléen,
rotulien : Normaux.

Réflexes cutanés. — Abdominaux : Existent.

Crémastériens : Existent mais légèrement, diminué à
gauche.

Plantaire : Aboli.

Résumons les résultats que nous avons obtenus :

Présence nette ou exagération des réflexes : Rotuliens :
38 fois ; Achilléens : 38 fois ; Bicipitaux : 38 fois ; Tricipitaux : 38 fois ; Abdominaux : 24 fois ; Crémastériens : 22 fois ; Plantaires (flexion) : 17 fois.

Abolition ou diminution : Rotuliens : 2 fois : Achilléens : 2 fois; Bicipitaux : 2 fois; Tricipitaux : 2 fois;
Abdominaux : 12 fois; Crémastériens : 15 fois; Plantaires
(flexion) : 20 fois.

A signaler de plus à propos des :

Réflexes abdominaux 4 cas particuliers pour lesquels
le réflexe était net d'un côté disparu ou affaibli de l'autre.

Réflexes crémastériens 3 cas particuliers pour lesquels
le réflexe était net d'un côté disparu ou affaibli de l'autre.

Réflexes plantaires 3 cas particuliers pour lesquels le
réflexe était net d'un côté disparu ou affaibli de l'autre.

Le signe de Babinski a été noté 4 fois. Dans 3 cas,
on a pu provoquer l'apparition du signe de Gordon et de
Rémak, par la pression des muscles de la loge postérieure
de mollet, et celle des muscles de la face antérieure de la
cuisse.

Nous avons observé 1 fois l'abolition générale des réflexes.

Essayons d'interpréter ces résultats :

1° *Les réflexes tendineux* paraissent généralement et
également conservés ou exagérés : (95 % des cas), et
même 97.5 % si on défalque le cas où tous les réflexes
ont été abolis et qui se rattache tabès. En nous rappor-

tant aux conclusions de notre chapitre sur la valeur séméiologique des réflexes, nous arrivons à considérer que les centres mésocéphaliques sont respectés, et même, dans la majorité des cas, libérés du pouvoir inhibiteur cortical. C'est donc au dessus du niveau mésocéphalique qu'il faut chercher le trouble anatomique.

2° *Réflexes cutanés.* Nous nous apercevons vite qu'ici les résultats sont bien moins nets. Nous trouvons en bloc

Le réflexe abdominal conservé dans 60 % des cas. Disparu dans 30 % des cas. Variable sur le même sujet, d'un côté à l'autre 10 % des cas.

Le réflexe crémastérien conservé dans 54 % des cas. Disparu dans 37,50 % des cas. Variable sur le même sujet dans 7,5 % des cas.

Le réflexe plantaire en flexion conservé dans 42,5 % des cas. Disparu dans 50 %. Variable sur le même sujet dans 7,5 % des cas. Remplacé par le signe de Babinski dans 10 % des cas.

Ce que nous savons de la séméiologie des réflexes cutanés nous permet de penser à des lésions des centres réflexes cutanés, c'est-à-dire des cellules de la corticalité dans la région psychomotrice. Mais les différents réflexes cutanés ne subissent pas des variations parallèles ; nous penserons donc que ces lésions ne sont pas exactement systématisées. Si d'ailleurs, au lieu de considérer les chiffres ci-dessus, qui sont globaux et ne disent forcément pas les détails, nous considérons les résultats individuels, les constatations deviennent autrement intéressantes. A ne considérer que les chiffres globaux, en effet, on pourrait penser, en prenant pour base les chiffres minima de la statistique à la conservation commune des réflexes cutanés : abdominal, crémastérien et plantaire dans au moins 42,50 pour des cas, à la rigueur même dans 50 %, des cas. A leur disparition commune dans 30 %, peut-être même dans 40 % selon que l'on interprète les cas variables. Il y aurait donc ainsi une formule de la conservation des réflexes cutanés valable presque pour les quatre ou cinq dixièmes des cas, et un eformule de leur abolition valable pour les 3 ou 4 dixièmes. Ces résultats auraient ainsi entre eux, une cohésion relative.

Mais si nous nous attardons au détail des résultats, si nous repassons minutieusement tous les cas individuellement, nous arrivons à la constation de ceci : que la conservation commune ou l'abolition également commune des réflexes cutanés est en proportion infime. Les résultats individuels sont discordants, le plus discordants possible en ce qui concerne les réflexes cutanés, et toutes les combinaisons réflexes peuvent s'y observer, ainsi qu'en fait foi le tableau suivant qui résume la fréquence de chacune des combinaisons réflexes. Nous y désignons par (+) la conservation ou l'exagération du réflexe, par (—) sa diminution ou son abolition, par B l'inversion de la formule plantaire normale :

Abdominal	Crémastérien	Plantaire	Résultats bruts	Pourcentage
+	+	+	7-8 cas.	17-20 % des cas.
—	—	—	4 cas (mais 1 cas tabes.	10 % des cas.
+	+	—	7 cas	17 % —
—	—	+	3 —	7,50 % —
—	+	—	3 —	7,50 % —
+	—	+	3 —	7,50 % —
—	+	+	1 —	2,50 % —
+	+	B	1 —	2,50 % —
—	—	B	3 —	7,50 % —

N. B. — Le reste est constitué par certains des cas variables sur le même sujet et que nous n'avons pas pu désigner dans ce tableau.

L'exagération ou la présence simultanée des réflexes cutanés s'y révèle seulement dans une proportion de 17 à 20 %. des cas. La diminution ou l'abolition globale des mêmes réflexes ne s'y observe que dans celle de 10 %. *La somme de ces deux sortes de variations uniformes atteint à peine le tiers total des cas.* Dans ces conditions il nous paraît que nous ne pouvons pas admettre qu'un syndrome fait de l'exagération de la réflectivité tendineuse et de la diminution de la réflestivité cutanée aurait une grosse valeur, à cause de sa fréquence relative (40 à 50 % des cas), et à cause de sa spécificité. Nous venons de le voir, le détail des cas nous apprend que cette diminution de la réflectivité cutanée n'est pas uniforme, que cette uniformité n'est en somme qu'un symptôme de hasard dans cette multitude de combinaisons réflexes, et que même, au contraire, on pourrait plutôt prétendre à fré-

quence plus marquée de la conservation uniforme de ces
réflexes. (Conservés uniformément dans 17 à 20 % des
cas abolis uniformément dans 10 %). De plus la spécificité de ce syndrome serait également précaire, puisque
cette opposition de la réflectivité tendineuse et cutanée a
été signalée aussi et avec bien plus de fréquence, par
Dupré, pour ne parler que des cas psychiatriques, dans
le syndrome de la débilité motrice. (Voir chapitre précédent).

L'étude du tableau que nous donnons plus haut, nous
amène plutôt à la conception d'une dissociation des réflexes cutanés qu'à l'affirmation de leur abolition. Les résultats sont inattendus, discordants entre eux, si l'on s'en
rapporte à ce que nous savons sur la séméiologie des réflexes cutanés. L'anatomie pathologique qui relève des
lésions neuro-épithéliales diffuses la corticalité *affirme
d'ailleurs l'intégrité cellulaire de la région psychomotrice* (1). Nous sommes donc d'accord avec elle pour incli-
ner vers la croyance à une intégrité des centres cutanés
réflexes corticaux. Il y a cependant une perturbation dans
ces réflexes, faite surtout avons-nous dit de leur dissociation. Il nous paraîtrait possible d'en chercher l'explication dans des altérations diffuses non point cellulaires,
non point non plus des prolongements cylindraxiles des
cellules (qui concourent à la formation de la voie pyramidale) puisque le signe de Babinski ne s'observe que

(1) Klippel et Lermitte ainsi que la majorité des auteurs osnr
d'accord sur ce point.

d'une façon toute épisodique, mais peut-être bien dans les prolongements dendritiques de ces mêmes cellules qui concourent à former les réseaux d'association les plus superficiels de la corticalité. Ces lésions, diffuses, capricieuses, pourraient expliquer la discordance des résultats pour des réflexes de même ordre, puisque la contiguïté fibrillaire serait au hasard des lésions, tantôt respectée, tantôt abolie. Et cette hypothèse pourrait trouver encore un argument dans ce fait reconnu par tous, que les lésions anatomo-pathologiques des cas de démence précoce observés, paraissent avoir une affinité particulière pour les formations nerveuses les plus récentes et aussi pour les centres d'association, tandis qu'elles respectent plus généralement les centres de projection.

Signe de Maillard. — Nous devons nous expliquer sur l'interprétation du signe de Maillard. Nous nous accordons avec M. Maillard pour constater sa fréquence dans les cas de catatonie ou d'hébéphréno catatonie (14 fois sur 20 cas nets de catatonie ou d'hébéphréno catatonie) soit dans une proportion de 70 % des cas.

Nous pensons avec lui que son signe se rattache à la suggestibilité des déments précoces. Nous l'avons cherché à plusieurs reprises chez les mêmes malades et nous avons constaté que comme la suggestibilité elle-même il était fonction de l'heure, et variable comme elle en netteté, suivant les moments. Inversement dans certains cas, la projection elle-même de la jambe était empêchée à la suite d'un phénomène d'opposition musculaire par contraction des muscles inhibiteurs du quadriceps dont la contraction propre était nettement perçue par la main. Pour nous, les deux phénomènes s'opposent, et sont propres, l'un à la suggestibilité, l'autre au négativisme observables dans la démence précoce. Mais si leur présence est précieuse, leur absence n'est nullement symptomatique puisqu'ils sont fonction d'un psychisme essentiellement variable selon les moments.

Notons en outre que nous avons trouvé au niveau des tendons achilléen, tricipital et bicipital des phénomènes analogues à celui qui a été décrit par Maillard pour le tendon rotulien.

En résumé, mise à part la constance remarquable des réflexes tendineux, (symptomatique de l'intégrité du mésocephale) ou leur exagération sans clonus explicable encore, lorsqu'elle se produit par cette dissociation des centres corticaux réflexogènes cutanés et inhibiteurs tendineux, qui amène un manque de cohésion de l'inhibition corticale, il faut surtout noter la discordance des symptômes réflexes dont le centre est dans le manteau, et nous ne pouvons nous empêcher de la rapprocher de la discordance psychique dont parle M. Chaslin.

Tout cela n'est point fait pour accentuer l'individualité déjà discutée au point de vue psychique de la démence précoce de Krœpelin. Nous pensons qu'il y a un syndrome démentiel clinique aboutissant possible de psychoses diverses, individualisables à la période d'état, mais il faudrait selon la méthode d'ailleurs employée par le Professeur Rémond, réserver la dénomination de démence précoce à la démence de Morel, à la fois précoce, et primitive. Pour le reste, sans méconnaître la haute valeur clinique de l'œuvre du maître allemand, il serait peut-être prudent de se garder d'un engouement trop rapide pour les synthèses trop vastes, et selon la saine parole du Professeur Régis, « de conserver à l'enseignement des notions claires et précises. »

Les signes d'automatisme médullaire, (Babinski, signe de Gardon, signe de Rémak), l'abolition générale des réflexes s'expliquent par les lésions médullaires surajoutées, peu fréquentes d'ailleurs, dont Klippel et Lermitte (1) ont donné récemment pour deux cas, une si intéressante description. (Dégénération des cardons postérieurs : Lésions intermédiaires à celles du tabes et de l'anémie pernicieuse. Lésions variables et mal systématisées du faisceau pyramidal).

(1) Klippel et Lermitte. Encéphale 1906.

CONCLUSIONS

1° La fonction nerveuse est une. Aussi la neurologie et la psychiatrie sont très proches parentes et s'entr'aident sans cesse.

2° La démence précoce de Krœpelin n'a peut-être pas, même psychologiquement, une individualité suffisante pour qu'on puisse nosologiquement la mettre à la place des démences vésaniques.

3° Le terme de Démence précoce est mauvais parce qu'il n'y a pas démence dans tous les cas, qu'elle n'est ni forcément précoce ni forcément primitive. C'est pourquoi en vue de conserver à l'enseignement des notions claires et précises, il faut réserver le terme de Démence précoce aux cas dont parle Morel et qui constituent une faillite subite de l'intelligence, ceux-là même auxquels Delasiauve a donné le nom de Démence primitive.

4° Il ne faut cependant pas nier qu'un certain nombre de psychoses diverses (états maniaques, mélancoliques, confusionnels, etc.), qui possèdent, à leur période d'état, chacune une personnalité suffisante pour mériter d'être étudiées séparément, comme enlités cliniques, *peuvent* évoluer vers la démence ; elles se rapprochent alors ; ces démences qui peuvent être pour elles un mode de terminaison, ont des caractères communs et des liens cliniques qui permettent de concevoir un *syndrome démentiel terminal* qui s'appliquera à ces démences d'origines diverses.

5° L'examen des réflexes dans les cas de « Démence précoce » que nous avons étudiés n'ajoute rien à son individualité psychologiquement si précaire. Au contraire la réflectivité s'y montre capricieuse. A la discordance psychique de Chaslin s'oppose la discordance réflexe, surtout cutanée.

6° Le syndrome clinique constitué par l'association de l'exagération des réflexes rotuliens et de l'abolition des réflexes cutanés plantaires, nous paraît être un symptôme de hasard dans cette « Démence précoce » où toutes les combinaisons reflexes s'observent.

7° Le signe de Maillard se rattache d'après nous à la suggestibilité des déments précocés. A ce titre, il est sujet à des variations. Sa présence peut être un signe précieux, son absence ne fait préjuger de rien.

8° Les variations inattendues des réflexes cutanés qui paraissent dissociés, bien plustôt qu'abolis, nous permettent de conclure :

a) Les conclusions anatomo-pathologiques si récemment acquises, nous paraissent encore insuffisantes parce que, en admettant l'intégrité de la cellule corticale de la région psychémotrice elles ne rendent pas compte des troubles réflexes que nous avons observés.

b) On pourrait, semble-t-il, se les expliquer en les rattachant à des lésions diffuses des systèmes d'association superficiels de la corticalité. Cette dissociation non systématisée de ces réseaux expliquerait la dissociation des réflexes cutanés, le manque de cohésion du pouvoir inhibiteur cortical, se traduisant par la libération des centres réflexogènes basilaires, et l'exagération tendineuse sans clonus.

9° Les lésions médullaires assez rares, décrites par M. Klippel et Lermitte, expliquent les cas cliniques assez rares aussi, où l'on observe soit le signe de Babinski, soit l'abolition générale des réflexes.

10° Tout cela s'accorderait fort bien avec l'hypothèse que des infections légères, subaigües, produiraient des lésions diffuses sur les parties les dernières venues du système nerveux, donc les plus fragiles en soi, et en l'espèce, fragiles déja constitutionnellement.

BIBLIOGRAPHIE

Ch. Darwin. — *La Descendance de l'Homme et la sélection sexuelle.* Traduction Barbier.

. Van Gehuchten. — *Anatomie du système nerveux.*

Charpy. — *Système nerveux.*

Poincaré (H.). — a) Mécanisme et expérience. *Revue de Métaphysique et de Morale,* 1893 ; b) Discours au Congrès des Sciences physiques d'Amsterdam, 1898.

Ch. Richet. — La pensée et le travail clinique. *Revue Scientif.,* janvier 1887.

Chauveau. — Le travail inellectuel et l'énergie qu'il représente. *Rev. Scientif.,* 188.

Rémond. — De la conscience. *Revue des Idées,* 15 août 1912.

D'Arsonval. — Sur un phénomène physique analogue à la conductibilité nerveuse. *Soc. de Biologie,* 1886.

Grasset. — a) Discours d'ouverture du Congrès de Lille, 1906 ; b) *Traité de Physiopathologie clinique,* tomes I, II, III ; c) *Les limites de la Biologie.*

AMELINE. — *Energie, Entropie, Pensée*. Thèse, Paris, 1898.

SOURY. — *Système nerveux central*.

MORAT et DOYON. .. *Traité de Physiologie. Fonctions d'Innervation*.

P. MARIE. — *Pratique Neurologique*.

BABINSKI. — Société de Biologie, 22 février 1896.

BABINSKI et CESTAN. — Sur l'apparition précoce du signe de Babinski *Bulletin de la Société Anatomique*, 1898.

G. BALLET et LAIGNEL-LAVASTINE. — Semeïologie nerveuse. *Traité de Médecine* de Gilbert et Thoinot.

PAVIOT. — *Diagnostic médical*.

CESTAN et VERGER. — Maladies nerveuses.

JENDRASSIK. — Sur la nature des réflexes tendineux. Rapport au XIIIe Congrès international de Médecine. Paris, 1900.

LENORMAND. — Thèse. Paris, 1900.

CHARUEL. — *Contribution à l'étude du phénomène des orteils*. Thèse, Paris, 1900.

BABINSKI. — Phénomène des orteils et sa valeur séméiologique. *Semaine Médicale*, 1898, n° 40.

VAN GEHUCHTEN. — Considérations sur les réflexes cutanés et tendineux. *Revue Neurologique*, 1901.

CROCQ. — Physiologie et Pathologie du tonus musculaire, des réflexes et de la Contracture. Congrès de Limoges, 1901.

CESTAN (Raymond). — Discussion du rapport de Crocq. Congrès de Limoges, 1901.

TOULOUSE et VUPRAS. — Rapports entre l'intensité des
réflexes et l'organisation nerveuse. Compte rendus d'e l'Académie des Sciences, 1904.

CASTEX. — Recherches sûr le temps perdu du réflexe
rotulien. Congrès de Rennes, août 1905.

CASTEX. — esure du réflexe rotulien. Revue de Psychiatrie, février 1902.

NOÏCA et MARBE. — Sur l'antagonisme des réflexes cutanés et tendineux dans les paralysines spasmodiques. Revue Neurologique, 1906.

NOÏCA et SAKELARU. — Le réflexe plantaire et le °phéno-
mène des orteils au point de vue physiologique
et symptomatologique. Semaine Médicale, 19 décembre 1906.

CROCQ. — Le phénomène plantaire combiné. Revue
de Neurologie, novembre 1904.

VAN GEHUSCHTEN. — Lettre à Babinski, 1904.

BABINSKI. — Réponse à la lettre de Van Gehuschten,
1904.

NOÏCA. — Mécanisme du signe de Babinski. Journal de
Neurologie de Bruxelles, 1907.

NOÏCA et STROMINGER. — Réflexes osseux. Revue Neurologique, novembre 1906.

BABINSKI, PITRES, CESTAN. — Discussion sur l'hystérie
la Société de Neurologie. 1908.

PIERRE MARIE ET CH. FOIX. — Les réflexes d'automatisme médullaire. Revue neurologique. N° 10. Mai
1912.

— 173 —

W. VAN VOERKOM. — Sur la signification physiologique des réflexes cutanés des membres inférieurs. *Revue Neurologique*, septembre 1912.

G. BALLET. — *Traité de Pathologie mentale.*

G. BALLET. — Maladies mentales. *Traité de Pathologie interne* de Bouchard et Brissaud, 1905.

RÉGIS. — *Précis de Psychiatrie.*

RÉMOND. — *Précis d s maladies mentales.*

ROGUES DE FURSAC. — *Manuel de Psychiatrie*, 4ᵉ édition.

CHASLIN (Ph.). — *Eléments de séméïologie et clinique mentales*, 1912.

DIDE. — *Manuel du Praticien.* Paris 1913.

DENY ET ROY. — *La Démence Précoce.* (Bibliothèque des actualités médicales 1903.

CHRISTIAN. — *De la Démence précoce des jeunes gens. Contribution à l'étude de l'hébéphrénie.* Annales médico-psychique, 1899.

SÉRIEUX. — *La nouvelle classification du professeur Krœpelin.* Revue de Psychiatrie, 1900.

SÉRIEUX. — *La démence précoce.* Revue de Psychiatrie, 1902.

CLAUS. — *Catatonie et stupeur.* Rapport au Congrès de Bruxelles, 1903.

GILBERT BALLET. — *La question de la démence précoce.* Congrès de Neurologie et Psychiatrie, 1903.

Régis. — *Note à propos de la démence précoce*. Revue de Psychiatrie, 1902.

Morel. — a) *Etudes cliniques* 1851-1853. b) *Traité des maladies mentales*, 1860.

Deny. — *Des démences vésaniques*. Raport au Congrès de Pau, 1904.

Régis. — *Discussion du Rapport de M. Deny*. Congrès de neurologie et de Psychiatrie. Pau, 1904.

Séglas. — *La démence paranoïde*. Annales médico-psychologiques, 1900.

Chardon et Dide. — *Démence précoce à forme para-noïde*. Bulletin de la Société Scientifique et médicale de l'Ouest, 1902.

Maurice Dide. — *La démence précoce est un syndrome mental toxi-infectieux, subaigu ou chronique*. Revue Neurologique. 15 avril 1905.

Kroepelin. — a) *Psychiatrie*. 6° édition. 1897.
. b) *Compendium der Psychiatrie*. 1899.

Bleuler. — *Démence précoce ou groupe des schizophrémies dans le Hamdbuch des psychiatrie du Pr Aschaffenburg*. 1911.

Masselon. — *Psychologie des déments précoces*. Thèse Paris, 1904.

Tréniel. — *La démence précoce ou schizophrénie d'après la conception de Bleüler*. Revue Neurologique. 15 octobre 1912.

Krafft-Ebing. — *Psychiatrie*. Traduction Laurent.

Klippel et Lermitte. — *Anatomie pathologique de la démence précoce*. Encéphale N° 12. 1908.

Laignel-Lavastine et Leroy. — *Dément précoce mort phtisique avec stéatose hépatique et lésions cellulaires toxiques à l'écorce cérébrale.* Revue Neurologique. 1907.

Gilbert Ballet et Laignel-Lavastine. — *Sur l'anatomie pathologique de la démence précoce. Autopsies.* Congrès de Pau. 1904.

Klippel et Lermitte. — *Lésions anatomo-pathologiques de la démence précoce.* Revue de Psychiatrie. 1904.

Maurice Dide. — *Altérations médullaires chez les aliénés.* Traité de psychologie pathologique publié sous la direction du Dr A. Marie.

Klippel et Lermitte. — *Lésions de la moelle dans la démence précoce.* Encéphale, 1906.

Klippel et Lermitte. — *Démence précoce à type catatonique avec autopsie.* Encéphale, 1909.

Riche, Barbé et Vicksheimer. — *Des lésions anatomiques attribuées à la démence précoce.* Archives de Neurologie.

Deny et Barbé. — *Lésions syringomyéliques chez une démente précoce.* Encéphale, 1907.

Blin. — *Troubles oculaires de la démence précoce.* Thèse Paris, 1905.

Sérieux et Masselon. — *Les troubles physiques chez les déments précoces.* Société Médico-psychologique. Juin 1902.

Dide et Chenais. — *Sur le réflexe du fascia lata.* Journal de neurologie. N° 14, 1902.

TREPSAT. — *Etude des troubles psychiques dans la démence précoce hébéphréno-catatonique.* Thèse Paris, 1905.

NONET ET TREPSAT. — *Des contractures et des rétractions tendineuses dans la démence précoce.*

G. MAILLARD. — *Valeur séméïologique des troubles du réflexe rotulien et du réflexe cutané plantaire chez les dément sprécoces. Une modalité particulière du réflexe rotulien dans la démence hébéphréno catatonique.* Société de Psychiatrie, 16 décembre 1909.

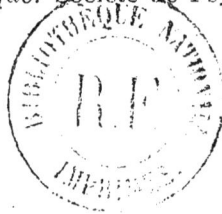

Toulouse. — Ch. DIRION, libraire-éditeur, rue de Metz, 22.

www.ingramcontent.com/pod-product-compliance
Lightning Source LLC
Chambersburg PA
CBHW050103210326
41519CB00015BA/3804